実習のポイント	第1章
精神障害の基礎知識	第2章
実習で出合う症状・疾患	第3章
主な治療法	第4章
社会制度	第5章

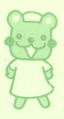

プチナース

精神
看護実習
クイックノート

監修 池西靜江
著 濱川孝二、山門真樹

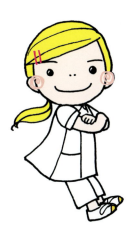

照林社

監修 池西靜江 Office Kyo-Shien 代表／鹿児島医療技術専門学校 顧問

著 濱川孝二 鹿児島医療技術専門学校 副学校長

山門真樹 鹿児島医療技術専門学校看護学科 専任教員

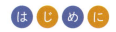

　臨地実習はみなさんにとっては「学習の場」です。しかし、患者さんにとっては「生命をかけた生活の場」です。病気のために、つらい、不安な日々を送っている患者さんがいます。そこで実習をさせていただくのですから、みなさんにもしっかりとした準備が必要です。

　「既習の知識や技術を活用して、今、自分ができる精一杯を尽くして看護する」のが臨地実習ですので、最も大切な準備は「既習の知識・技術」を引き出せるようにしておくことです。準備を周到にして、患者さんに満足していただける看護ができたとき、その「よろこび」は、これから看護職として仕事を続けていくときのエネルギーになるはずです。

　本書は、その手助けをするものです。それぞれの臨地実習でよく活用する知識を、臨地実習で指導している教員たちが、わかりやすくまとめました。本書を臨地実習に携帯しておけば、安心です。きっとみなさんの助けになります。

　既習の知識をもって、臨地実習に臨む、そこから患者さんの看護がみえてきます。

2018年4月

池西靜江

CONTENTS

第1章 ここがポイント！精神看護学実習 ... 1

特徴とねらい ... 2
実習場所の特徴 ... 3
対象者の特徴 ... 6
かかわり方のポイント ... 8
よく行うケアのポイント ... 11
起こりやすい問題ととらえ方 ... 13
実習記録のポイント ... 16

第2章 精神障害を理解するための基礎知識 ... 21

自我の構造 ... 22
自我の防衛機制 ... 23
ストレスとその対処 ... 24
危機 ... 25
危機への介入 ... 26
精神障害からのリカバリ（回復） ... 27

第3章 実習でよく出合う症状・疾患のポイント 29

精神症状の種類 30

思路・思考形式の障害 34

妄想（思考内容の障害） 37

感情鈍麻（感情や知覚の障害） 40

錯覚（知覚の障害） 41

幻覚（知覚の障害） 42

意識の障害 43

精神疾患の診断に用いる主な検査 44

統合失調症 46

パーソナリティ障害 51

双極性障害 53

うつ病 55

強迫症 57

不安症群 58

急性ストレス障害、心的外傷後ストレス障害 60

解離症群 62

神経性やせ症、神経性過食症 63

アルコール関連障害群 65

薬物依存症 70

てんかん 73

認知症 76

第4章 主な治療法 ... 79

精神科で行われる治療法 ... 80

薬物療法のポイント ... 80

抗精神病薬 ... 81

抗うつ薬 ... 84

気分安定薬 ... 86

抗不安薬 ... 87

睡眠薬 ... 88

抗てんかん薬 ... 90

抗認知症薬 ... 91

精神療法 ... 92

リハビリテーション療法 ... 94

修正型電気けいれん療法（m-ECT）... 95

●本書で紹介している治療・ケア方法などは、実践により得られた方法を普遍化すべく努力しておりますが、万が一本書の記載内容によって不測の事故等が起こった場合、著者、出版社はその責を負いかねますことをご了承ください。
●本書に記載している薬剤・器機等の選択・使用方法については、出版時最新のものです。薬剤等の使用にあたっては、個々の添付文書を参照し、適応・用量等は常にご確認ください。
●本文中の製品の商標登録マークは省略しています。

精神看護実習クイックノート

第5章 精神障害を支える社会制度 ... 97

日本の精神医療の変遷 ... 98

精神保健福祉法と入院 ... 100

入院時の処遇 ... 102

障害者総合支援法 ... 106

障害者雇用促進法 ... 109

精神障害者保健福祉手帳 ... 110

精神障害者の地域移行 ... 111

精神科訪問看護 ... 112

災害時の精神看護 ... 114

参考文献 ... 116

略語一覧 ... 117

索引 ... 119

[装丁]ビーワークス
[本文デザイン]林慎悟(D.tribe)
[本文DTP]すずきひろし
[表紙・本文イラスト]ウマカケバクミコ
[本文イラスト]まつむらあきひろ

本書の特徴と使い方

- 本書は、精神看護学で学ぶべきことから、特に「実習中で必要とされる知識」に絞ってまとめています。
- この一冊を実習時に携帯しておくことで、ケアを実施するとき、アセスメントをするとき、実習指導者に質問されたときなど、実習中のあらゆる場面で役立ちます。

実習でよく質問される内容は マークつき

- 妄想は患者にとって確信であるため、訂正することはできない。肯定も否定もせず、患者の訴えに耳を傾ける。

 妄想を肯定すると妄想を強固にしたり、発展させてしまう場合がある。また、妄想を否定したり、軽くあしらうような対応をとると、その後の患者と看護者の人間関係に悪影響を及ぼす

特に気をつけたいポイント・大切なポイントは マークつき

 副作用として生じるパーキンソン症候群や起立性低血圧（体動時のふらつき）により転倒の危険が高まるため、注意が必要である

本書に実習中で気づいたこと、見学した内容、質問された内容なども書き加えて、オリジナルの実習ノートにしましょう！ そうすることで国試対策にも使える一冊になります

第1章
ここがポイント！
精神看護学実習

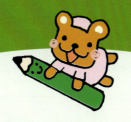

患者さんの精神症状は多様で、
同じ疾患でも出現している症状が異なる場合があります。
精神疾患や症状だけをみるのではなく、
精神症状によって生活にどのような影響（障害）が
生じているのかを理解し、
その人に必要な看護を考えることが重要です。

精神看護学実習の
特徴とねらい

- 精神疾患がある患者さんの看護では、精神症状を根治させるというよりは、症状を軽減して社会生活への適応を支援していくことが必要です。そのためには、生活機能に着目したかかわりが重要です。
- 精神疾患や環境の影響により、他者とうまくかかわれず、自分の殻に閉じこもっている人も多くいます。そのため、まずは患者さんとの信頼関係を築くことが大切です。
- 精神症状（幻覚や妄想など）の影響から通常の日常生活ができなくなっている患者さんが多く、症状の影響を理解しながら生活の再構築を図り、社会復帰できるような援助が必要です。
- 患者さんのできない点にばかり着目するのではなく、患者さんの健康な部分や強みを活かした援助を行い、できることを増やしながら患者さん自身が自信をつけていけるようなかかわりが大切です。

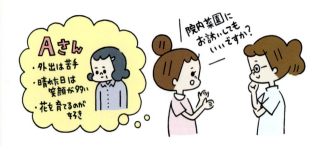

精神看護学実習の
実習場所の特徴

- 精神看護学実習の実習場所(p.4-5参照)は、精神科病棟となることが多いです。精神科病棟は、開放病棟と閉鎖病棟の2つに大別されます(下表参照)。
- 以前は、暗く閉鎖的なイメージが強くありましたが、近年は、患者さんに快適な療養生活を提供するために、設備やアメニティの充実が図られ、明るく開放的な病棟が多くなりました。

■開放病棟と閉鎖病棟の特徴

	開放病棟	閉鎖病棟
対象者	●精神状態が安定している ●セルフケアが自立している	●精神状態が不安定で無断離院や自傷他害の恐れがある ●多弁、多動、興奮などで周囲と協調できない
特徴	●日中は出入り口に鍵がかかっておらず、患者が自由に出入りできる ●患者自身が入院の必要性を理解している場合が多い ●患者の社会復帰をめざす	●すべての出入り口が常時施錠され、患者が自由に出入りできない ●患者本人とそのまわりの患者の安全の確保と、精神症状の軽減を図る
ケアの視点	●患者の精神状態は安定しているか、そのときどきの言動を観察し、変化に注意する ●少しの刺激で病状が悪化する患者もいるので、絶えずかかわりをもちながら観察する	●「施錠＝鍵」の重要性は大きい。閉鎖病棟では、単に患者を閉じ込めるのではなく、精神症状による自傷他害から患者自身を守るという目的を含む

ここがポイント！　精神看護学実習

■ 主な実習場所ごとの特徴

	精神科病院(病棟)	精神科デイ・ケア施設
施設の特徴	● 精神疾患を有する者を入院させるための病床(精神病床)を有する、精神科医療を担う病院(病棟) ● 1年以上入院が継続している長期入院患者が多い ● 閉鎖病棟がある ● 本人の同意に基づく任意入院、本人の同意がなくても入院させることができる医療保護入院や措置入院などの入院システムがある(p.100参照)	● 精神障害のある人が、さまざまなグループ活動(作業、生活指導、レクリエーション活動など)を行う通所施設(精神科通院医療の一形態)。社会参加、社会復帰、復学、就労などを目的とする ● 精神疾患の再発防止に効果がある ● 医療保険の適用が認められている
対象者の特徴	● 幻覚・妄想、精神運動興奮、抑うつなどの精神症状により、現実検討力が低下し、安全や日常生活に及ぼす影響が著しい患者から、慢性化した精神症状により社会生活能力が低下しているまで、日常生活の訓練が必要な患者など、さまざまな病態をもつ ● 一般的な内科と比べると、患者の年齢層がかなり幅広い ● 入院患者では統合失調症、統合失調症型障害および妄想性障害が多い ● 外来患者では気分障害(躁うつ病含む)が多く、認知症も増加している	● 症状の改善はみられているが、対人関係に問題があったり、生活リズムを整えたりする必要がある

 Check 精神科病棟では、個々の患者状態に合わせた治療や看護を提供するために、病棟の機能分化が進んでいる

精神科グループホーム	社会復帰施設
● 精神障害者の社会復帰を進めることを目的とした**共同生活住居** ● 利用者に生活の場を提供し、日常生活に必要な金銭管理、服薬管理、日常生活における相談・指導などの援助を行う	● 精神障害者の自立を支援する施設 ● 居室その他の設備の利用により利用者に生活の場を提供するとともに、精神障害者の社会参加に関する専門的知識をもった職員による生活指導などを行う **福祉ホーム、福祉工場**などがある
● 病状は安定していて必ずしも入院治療が必要なく、ある程度の援助があれば日常生活を営むことができる ● 一定程度の自活能力があり、共同生活を送ることができる ● 1人暮らしや、家庭での生活が難しい ● 日常生活を維持できる収入がある	● 入院治療の必要はないが、精神障害のため独立して日常生活を営むことが困難と見込まれ、社会復帰を希望している

第1章 実習場所の特徴

機能分化された病棟としては、急性期病棟、療養病棟、認知症病棟、児童・思春期病棟、アルコール依存症・薬物依存症病棟、合併症病棟などが挙げられる

精神看護学実習の
対象者の特徴

- 精神科に入院している患者さんは、こころを病み、生活しづらさを抱えた人々です。疾患そのものの症状に苦しんでいると同時に、精神障害者としてのレッテルや、元の生活に戻れるのだろうかという不安に苦しんでいます。

- 精神障害者に対しては根強い偏見がみられ、症状が落ち着いていても、退院後の受け入れ先や仕事がなかなか決まらないなどの現状があります。患者さんやその家族は、「これは治らない病気なのではないだろうか」「精神障害者として世間からどのようにみられるのだろうか」という不安をもっています。

- 精神症状は、日常生活にも影響を及ぼします。幻覚や妄想の激しい患者さんは、脅威から自分を守るために閉じこもり、食事や入浴などを拒否することがあります。抑うつ状態の患者さんは、気分の落ち込みによって活動性が著しく低下して、日常生活に支障が生じます。

- 精神症状はコミュニケーションにも影響を及ぼし、対人関係がうまく築けなくなります。

- 精神症状を理解することは、難しい面があります。しかし、患者さんに起こっていることや、患者さんの行動の意味を考え、じっくり観察していくと、患者さんを理解する手がかりがみえてくるでしょう。

■精神科病院（病棟）でみられる患者さんの例

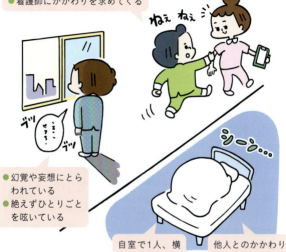

- 体調不良など訴えが多い
- 看護師にかかわりを求めてくる

- 幻覚や妄想にとらわれている
- 絶えずひとりごとを呟いている

自室で1人、横になっている

他人とのかかわりをもちたがらない

■精神科デイ・ケアでみられる患者さんの例

精神症状はあるが、プログラムには参加する

プログラムには参加せず、自由に行動している

他人となじめず、1人静かに過ごしている

精神看護学実習での
かかわり方のポイント

【基本姿勢】
①笑顔で接する
- 笑顔の人を見ると自然と心が穏やかになり、不安が取り除かれるだけでなく、前向きな考えに移行します。
- こわばった表情や険悪な表情は、相手にマイナスイメージを与えてしまい、気分の低下や消極性をまねいてしまいます。

②穏やかな声で話す
- 声が高いと快活、低いと陰鬱な印象を与えます。また、話すスピードが速いと興奮、遅いと冷静な印象を与えます。
- 声が相手の耳に心地よく入るよう、声の高低がちょうどよい穏やかな調子で、ゆっくりと話すよう心がけましょう。

③いかなる場合も冷静に
- 精神疾患を抱える人は感受性が高いともいわれています。そのため、患者さんの前であわてた行動をみせてしまうと、患者さんは不安な状態に陥ります。どのような場面においても冷静に行動するように心がけましょう。

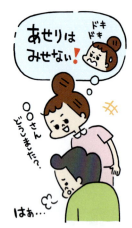

【コミュニケーションのポイント】

①目を見て話す

- できるだけ目線の高さを同じにして話すように心がけましょう。目を見て話すことで相手に好意のシグナルが伝わります。
- 自我の障害がある患者さんは、目を見て話すと侵入的（自分のなかを侵されるよう）に感じて避けることがあります。このような場合は、ときどき視線を外しながらかかわります。また、真正面で向き合うより、少し斜めに位置して顔を患者さんに向けるほうがよいでしょう。

②距離を確保する

- 人は無意識にパーソナルスペースを形成しており、ある一定の範囲に他人が入ってくると不快に感じます。特に初対面時は、不用意に患者さんのパーソナルスペースに入らないよう注意しましょう。
- 人によって異なりますが、1m程度の距離を確保しましょう。

③相づちを打つ、オウム返しをする

- 相づちやオウム返しは「話を聞いていますよ」というサインを相手に伝え、相手は心地よく自分の話をすることができます。
- 相づちの多用は、患者さんに「もっと話して」というプレッシャーを与えることにもなるため、注意しましょう。

④話すスピードを患者さんに合わせる

- 話すスピードは人によって大きく異なり、通常は自分のスピードが最も心地よく感じます。患者さんの話すスピードを把握し、それに合わせてコミュニケーションを図りましょう。

第1章 かかわり方のポイント

■コミュニケーションのポイントのまとめ

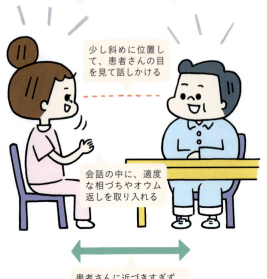

患者さんの話すスピードを把握して、自分も合わせる

少し斜めに位置して、患者さんの目を見て話しかける

会話の中に、適度な相づちやオウム返しを取り入れる

患者さんに近づきすぎず、1m程度の距離を確保する

 Check 精神科病棟には、精神状態が不安定で自傷他害の危険性のある患者さんが入院している。そのため、持ち込みや使用が制限されている物品がある（ハサミ、刃物類［ナイフ、カミソリ］、ひも・コード類、ライターなど）。実習でも患者さんとかかわるときは、物品の管理には十分注意しよう

精神看護学実習で
よく行うケアのポイント

【セルフケアの自立に向けた援助】

- 精神障害がある患者さんは、精神症状や向精神薬の影響により、セルフケア能力が低下しやすくなります。幻覚・妄想などの病的体験への没頭や、現実検討力の低下、抑うつ状態による活動の減少、躁状態による観念奔逸(ほんいつ)(p.34参照)や過活動などの影響により、セルフケアが十分に行えなくなります。

- 治療に用いる薬剤の影響として、特に抗精神病薬は錐体外路症状(p.83参照)や便秘などさまざまな有害反応(副作用)を引き起こし、身体機能にも支障をきたす場合があります。

- 急性期の場合は、あらゆる日常生活場面において援助が必要となりますが、徐々に症状が落ち着いて現実検討力が回復し始めます。患者さんの精神症状の程度とセルフケアレベルを把握し、それに応じて援助することが大切です。

- 回復過程において依存が起こることもあります。患者さんが安心して自立へと向かえるようにかかわりましょう。

- 精神疾患は、再発したり、慢性に経過することもあります。患者さんが自立した社会生活を営むためには、患者さんが自身の症状管理、服薬管理、日常生活の管理を行うことが重要です。したがって、患者さんへの教育的な援助も看護の重要な役割といえます。

- 援助の際に身体に触れるケアは、身体のケアであると同時に、身体感覚を活用したコミュニケーションであり、患者さんに安全と安心を与えるこころのケアでもあります。

【身体の観察とケア】

● **不安**、**葛藤**、**混乱**などの症状により、日常生活においてさまざまな援助が必要となる場合があります。

● 精神的な不調は、**頭痛**や**腰痛**などの身体症状として現れる場合があります。訴えの原因が**身体疾患によるもの**か、**幻覚・妄想などの精神症状によるもの**か判別が難しいことがあります。

● 精神症状や向精神薬の影響により**身体の異変**に気づきにくい場合もあります。症状があっても適切に訴えることができない患者さんもいます。そのため、患者さんの言動を注意深く観察し、**普段との違い**に気づくことが重要です。

■ 精神科で注意したいバイタルサインのポイント

血圧	高血圧	● 生活習慣(喫煙、運動不足、偏食など)により高血圧になりやすい ● 非定型抗精神病薬のオランザピンは、体重増加や肥満を引き起こし、脂質異常症や動脈硬化のリスクが上昇する
	低血圧	● 抗うつ薬は起立性低血圧を引き起こしやすいため、ベッドからの立ち上がりに注意する
脈拍		● 脈拍は心因によって大きく変動する ● 動悸、息切れなどの身体症状をうまく伝えられなかったり、妄想と絡めて表現することがある。心疾患を含めた身体疾患の既往を把握しておくことが大切である
呼吸		● 緊張、不安、興奮などによって突発的に速い呼吸を繰り返し、酸素が過剰に取り入れられて、発作的な呼吸困難を引き起こすことがある。重症になると呼吸性アルカローシスを引き起こす
体温		● 発熱の要因には、感染症、脱水、うつ熱などがある ● 抗精神病薬を服用中の患者では、悪性症候群による急激な発熱(38.0℃以上)、発汗、頻脈、血圧変動、意識障害、CK(クレアチンキナーゼ)値の上昇に注意する

精神看護学実習で
起こりやすい問題ととらえ方

- 受け持ち患者さんとの間で起こるさまざまな問題は、学生だけでは解決することが難しいものです。「恥ずかしい」「こんなことを相談していいのだろうか」「相談すると評価が下がるのではないだろうか」「患者さんとの関係が悪くなるのではないか」と考えるかもしれませんが、問題をそのままにしておくと患者さんとの関係を築けないばかりか、患者さんの治療や自身の学習のためにもよいことではありません。

- 教員・指導者に相談して助言を受けたり、カンファレンスの議題として提案してグループメンバーとともに考えてみましょう。

【怒り】

- 患者さんの怒りは、しばしば看護者にも向けられます。ときには直接攻撃として表現されることもあります。

- まずは怒りの原因を明らかにして、それを除去することを試みます。看護者は患者さんの怒りの感情に巻き込まれず、冷静にチームで統一した対応をとることが大切です。また、刺激を避けるため、落ち着いた環境を整えましょう。

- 怒りがエスカレートしないように、早い段階で怒りの感情が適切に表出できるように援助します。そのためにも、普段から感情を表出しやすい関係を築いておきましょう。

【拒否・拒絶】

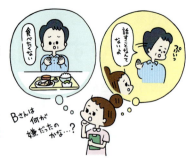

- 精神障害がある患者さんは、対人関係の構築が苦手で他者を避けることも少なくありません。拒否・拒絶の原因はさまざまで、幻覚や妄想などの影響、不安・不信・不満・怒りなどの感情が原因となります。また、人とかかわりたいという欲求をうまく表現できずに生じる拒否・拒絶もあります。
- 実習で起こりやすい患者さんの拒否・拒絶は、かかわりをもちはじめた時期に患者さんがコミュニケーションに困難さを感じた場合や、学生が情報収集でさまざまな質問をして侵入的に感じた場合、かかわりのなかでペースが乱されると感じた場合などに生じることが多いです。
- 患者さんの拒否・拒絶は、学生にとってショックなできごとですが、その原因や背景を考えることが大切です。

【依存】

- 精神障害がある患者さんは、人間関係において甘えや依存感情を適切に表出できなかった経験をもつ人も少なくありません。そのような患者さんは、時間をかけてていねいにかかわってくれる学生に依存感情を抱きやすいです。人間にとって依存欲求を満たす対象は必要ですが、そのままの関係が続くことは、患者さんの自立を妨げることになります。
- 学生にとっては、患者さんに必要とされることはよいことだと感じる一方で、患者さんの自立を妨げているのではという葛藤

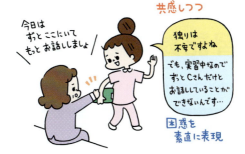

が生じます。
- このような場合は、自己の感情に向き合い、それを患者さんに対して素直に表現しましょう。互いに素直に応答することは、関係を深めていくためにも大切です。

【恋愛感情】

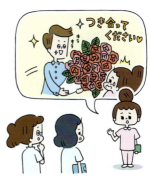

- 入院患者さんは、社会とのかかわりが少なくなっているため、学生が実習にくると少なからず興味をもちます。また、時間をかけて話を聞き、かかわる学生に好意を抱くこともあります。
- 患者さんが恋愛感情や性的発言を表現したときには、恥ずかしがらず、教員や実習指導者に伝えましょう。患者さんに対しては、自分が何の目的で実習に来て、何の目的で患者さんとかかわっているのかを率直に表現することが大切です。

精神看護学実習の
実習記録のポイント

実習記録でよく挙がる悩みについて、ポイントを紹介します。

> **悩み** 幻聴がみられるときに、どのように対応してよいのかわからず、情報収集できない

ポイント まずあいさつをして、患者さんの反応（表情・言葉など）を観察しよう

- 幻聴が聞こえているときは、外部から話しかけても、集中して聞くことが難しい状態にあります。しかし、声かけにすぐ反応するときは、こちらの話を聞くことができる状態にあるといえます。
- 「今、お話ししてもだいじょうぶですか？」など、患者さんの意思を尊重するかかわりが大切になります。
- 患者さんは今、どのような世界にいて、どのような思いでいるのかなど、患者さんの思いに関心を寄せてみましょう。
- 声かけに反応がないときは、すぐにその場を離れずに、患者さんの表情や仕草などを観察しましょう。しばらく近くで寄り添うことで、患者さんがこちらに気づいて声をかけてくることもあります。
- 幻聴のあるときとないときの様子を観察して、その違いを把握しておくことが大切です。それが、今後のかかわりのきっかけにもなります。

> **悩み** 患者さんが病室で寝ていることが多くて話しかけられず、コミュニケーションが図れなくて、記録が書けない

ポイント 患者さんがどのような生活を送っているかに関心を寄せて、少し離れて見守ってみよう

- 「患者さんが病室から出てこない」と思ってしまうと、そういう人と思い込んでしまいがちです。しかし、実際には、食事のときはホールに出てきたり、作業療法にも自発的に出向いているという健康的な側面をもっていることもあります。
- 患者さんの生活行動に関心を寄せることができると、「どんなタイミングで話しかけたらよいのかな？」と考えることができるようになります。
- 自分がみていることはあくまで患者さんの一面です。人によってキャッチしている患者さんの情報は異なります。患者さんはどのような人なのかを、指導者に質問してみてもよいでしょう。

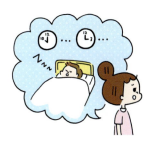
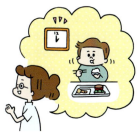

悩み 患者さんの全体像がみえにくく、アセスメントに困る

ポイント 身体的側面、心理的側面、社会的側面から総合的にアセスメントしよう

- 精神障害は身体疾患と異なり、外からみえにくい面があります。精神障害のある患者さんのアセスメントは、血液検査データや身体合併症などの身体的側面、思考や感情、精神状態などの心理的側面、家族構成や仕事などの社会的側面から行います。さらに、セルフケアレベルなどのアセスメントを含めて総合的に行い、それらを統合して患者さんの全体像をとらえましょう。

- カルテからの情報だけでなく、患者さんとのコミュニケーションを通して、患者さんの人となりや生活史を理解していくことが重要です。患者さんが今何に困っているのか、今後どのようになりたいのかを把握して、看護計画に取り入れましょう。

- 客観的なデータだけでなく、主観的なデータのアセスメントも重要です。しかし、学生自身の価値観や判断基準が影響することを意識しておく必要があります。

- 患者さんのあらゆる生活場面においてかかわりながら、患者さんの反応や普段との違いを観察し、思いに耳を傾けましょう。そのためにも、患者さんとの信頼関係の構築と観察力が重要です。

| 悩み | 症状そのものを看護問題にすると教員や指導者から違うと指摘されてしまい、看護問題の挙げ方がわからない |

 症状によって生活にどんな影響が起こっているのか、収集した情報を分析しよう

- 患者さんの**精神症状**と、**1日の生活行動**をしっかりと観察して、生活のどのような点で**支障**があるのかを考えてみましょう。

> 例：幻聴によって、1日中ホールで過ごしていることがある
> →ホールで過ごす時間が長く、その他の活動が行えていない
> （生活に影響が出ている）
> - **看護問題**：幻聴によってホールから離れることができない
> - **看護目標**：1日1回は散歩に出て、ホールから離れられる

- 上記のような例では、散歩の**声かけをするタイミング**も重要です。午前中がよいのか、午後がよいのかなど、その患者さんの**生活リズム**などを観察していくと、いつ声をかければよいかもみえてきます。もし、散歩の声かけを拒否された場合は、**拒否された後にどのようにしていくか**も計画立案しておくと、誰でも、その計画で実施することができるようになります。
- 患者さんの状態を**生活のなか**で考えていくと、看護のきっかけをみつけることができます。

| 悩み | プロセスレコードを書くのが難しい |

 ポイント 患者さんとのかかわりを反省するのではなく、そのときの自分と素直に向き合おう

- プロセスレコードは、自分と患者さんのやりとりを振り返って、自分の心の動きについて考える記録様式です。
- 患者さんとのかかわりの一場面について、「よい」「悪い」で自分のコミュニケーションをみるのではなく、「そのコミュニケーションではどのようなことが起こっていたのか」「なぜこのようになったのか」などを素直に考えることが大切です。
- コミュニケーションにおいて起こっていることには、自分の感情やとらえ方が影響している場合も多くあります。意識的に行っていないことも多く、そのときにすぐにはわからない場合もあるでしょう。したがって、プロセスレコードにコミュニケーション場面を記載してみて、じっくりとそのやりとりをみつめることで、気づくことがあります。その気づきが大切になってきます。
- プロセスレコードを活用し、自分の気づいていなかった自己に出会い、素直に自分に向き合う体験をすることで、一歩成長することができます。それは、学生だからこそできることともいえます。

第 2 章

精神障害を理解するための基礎知識

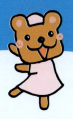

精神看護学実習で出会う患者さんの
精神状態を理解し、適切にかかわるために、
精神看護で用いられる理論や用語を
おさえておきましょう。

自我の構造

- 自我の構造は、フロイトの精神力動理論（下図参照）によって提唱された。

■ フロイトの精神力動理論

外的事情（外的条件）

エス（イド） → 自我（エゴ） ← 超自我（スーパーエゴ）

意思決定・行動

エス（イド）	生得的に備わっていて、無意識領域にある本能的な欲動のことで、快楽を求める
超自我（スーパーエゴ）	しつけなどによって社会の道徳を取り込むことにより始まり、「〜するべき」「〜してはならない」といった命令・禁止を与える
自我（エゴ）	エス、超自我、外的事実とを調整し、個体の安全と安定を保つ合理的な思考と行動をとる。現実適応や対処のはたらきがある

■ フロイトの自我の発達段階

段階	活動	特徴
口唇期（0〜1歳）	吸う、飲み込む、吐く、噛む	おっぱいを吸う感触を求める。依存的
肛門期（1〜3歳）	排泄物を出す・ためる、親に従う・抗う	排泄物の保持と排出を楽しむ。正反対の感情や行動が目立つ
男根期（3〜5歳）	性器いじり（エディプスコンプレックス）	男女の性別に目覚める。同性の親への敵意と異性の親への性愛的傾倒
潜伏期（5〜12歳）	仲間づくりや芸術に関心を示す	性欲の発達が目立たない
性器期（11〜12歳以降）	思春期になると、身体的成熟とともに本能的欲求が増大する。それに伴い、抑圧されていたエディプスコンプレックスが現れ、その罪悪感と快楽との間で揺れ動く

自我の防衛機制

● 不安などが生じたときに、一時的に安定を保とうとする無意識的なはたらきのことを、自我の防衛機制という。

■ 主な防衛機制の種類

抑圧	受け入れがたい不快・苦痛の感情を無意識のうちに押し込めてしまおうとする
否認(否定)	現実を知覚していながら、認めようとしないこと 例：苦痛に対して「大したことはない」と思う
転換・置き換え	欲求の対象を本来のものから別のものに置き換えたり、欲求を別の表現形に転換したりする
同一化	【取り入れ】自分にはないが対象のなかにあるものを、自分のなかに取り込んでしまう 【投影】相手に向けての感情を自分のものとして受け止めがたく、相手が自分に向けている感情だと思う
反動形成	自分の欲求や感情を認めがたいとき、その正反対の感情・言動をとる。不自然でわざとらしい
分離・解離	内なる感情とその表現とがまったく切り離されてしまう
取り消し	自分の行動や感情が自分のなかで不適切と感じられた場合、それを打ち消すように反対の行動をとったり、同じことを繰り返し行ったりする
知性化	自らの欲求を感じるより、知的に頭で考え、説明しようとする
合理化	不都合な現実をゆがめたり、都合のよい現実を取り上げて、自分の欲求や感情を正当化する
昇華	反社会的な欲求を、社会的に適応の高いものに置き換える
退行	早期の発達段階へ戻ってしまう(子ども返り)
補償	劣等感を他の方向で補う 例：勉強で負けたら、運動で勝て

第2章 自我の構造／自我の防衛機制

精神障害を理解するための基礎知識 23

ストレスとその対処

- **ストレス**とは、キャノンが提示した、人のもつ恒常性（ホメオスタシス）を乱す一般的な緊張のことをいう。
- **ストレス反応**は、セリエが提示した、生理的システムが破壊されて生じる全身的な生理的変化のことをいう。ストレス反応をもたらす要因のことを、**ストレッサー**という。
- ラザルスが提示した、ストレスへの対処のことを、**ストレスコーピング**という。**問題解決志向型コーピング**と、**情動志向型コーピング**の2種類がある。

■ストレスコーピングの例

問題解決志向型コーピング	情動志向型コーピング
● ストレスの原因を取り除く	● 気分転換をする ● ストレスについて話を聞いてもらう

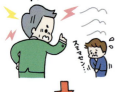

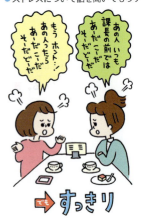

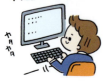

危機

- **危機**とは、カプランによって「人生上の重要目標の達成が妨げられたとき、はじめに習慣的な課題解決方法を用いて解決しようとするが、それでも克服できない結果、発生する状態」と定義されている。
- 危機には、**発達的危機**と**状況的危機**がある。

■危機の分類

発達的危機	状況的危機
人生の特定の時期で発生する、**予測しうる**危機的状況	**偶発的**に発生する危機

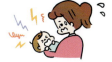
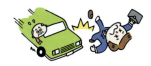

例：離乳、入学、思春期、結婚、出産、就職、更年期、定年など

例：病気、事故、災害、対人関係上のトラブル、経済的負担など

■カプランの危機理論

第1段階	**緊張**が強くなる。**習慣的な問題解決**を用いて解決しようとする
第2段階	問題解決ができず、次第に緊張が高まり、**感情面の混乱**が生じる
第3段階	さらに緊張が増大すると、その緊張が**強力な内的刺激**としてはたらき、内的・外的資源を動員する。緊張の**問題解決規制**が試みられる
第4段階	問題が持続すると、**パーソナリティの統合性が失われ**、精神障害になる

危機への介入

- 「危機」が生じうるできごとに対して予防的に介入していくことで、症状の悪化を防ぐことにつながる。患者の直面している状況や段階がどのようなものかをアセスメントし、適切な看護介入を行う。

■ カプランによる危機予防のモデル

第一次予防	精神的に不健康な状態や精神障害者の発生を抑制し、予防することが目的である。危機的状況にある人に適切な援助を提供し、安定を図る。精神保健の知識の普及や啓蒙活動、相談業務などがある
第二次予防	早期発見と早期治療が目的である。家庭、職場、学校などの実際の生活場面における早期発見や、危機の状況への即時介入が必要である。すでに発病している人に対する再燃の予防も含まれる
第三次予防	精神障害者の社会復帰の促進が目的である。地域社会での受け入れ体制の整備が必要である

■ フィンクの危機モデル

段階	危機のプロセス	看護介入
衝撃	強烈な不安、パニック、無力状態	安全に保護する
防御的退行	無関心、現実逃避、否認、抑圧、願望思考	脅威の現実に目を向けさせないで、見守る
承認	抑うつ、深い悲しみ、強い不安、再度混乱	適切な情報提供と支持的サポートを行う
適応	不安減少、新しい価値観、自己イメージ確立	専門的な知識・技術を提供し、成長を動機づける

池西静江、石束佳子編：看護学生スタディガイド2019. 照林社、東京、2018：1201. より引用

精神障害からのリカバリ（回復）

- リカバリ（回復）は、医学的な回復（疾患が治癒した状態）とは異なり、精神疾患や症状の有無にかかわらず、その人が自分らしく人生を生きていくための過程（プロセス）のことを指す。リカバリをめざすうえでは、たとえ症状が残っていたとしても、患者が希望を持って充実した人生に向かっていけるよう支援することが大切である。
- その人が本来もっている「強み」をストレングスといい、ストレス脆弱性や解決すべき問題にのみ焦点を当てるのではなく、ストレングスに着目し、患者自身が率先して希望の実現に向けて取り組むことを支援していく、という考え方のことを、ストレングスモデルという。
- ストレスを跳ね返す持続的な力のことをレジリエンスといい、リカバリの助けになる。以下の7つがあり、どれか1つでも自分のなかに見つけられれば、人は強くなるという。

- 洞察　● 独立性　● 関係性　● イニシアティブ
- 創造性　● ユーモア　● モラル

- 自らの意思決定に基づき、健康を増進し、コントロールすることを可能にする能力のことをエンパワメントという。看護者は患者の力量形成のための支援を行う。

Check 精神疾患患者や高齢者は「弱み」を多くもつため、それらを解消していくことが重要である。また、自分の意思やニーズを伝えることが難しいため、支えることが大切である

日本の精神科医療の現状とニーズ

【精神科医療の現状】
- 近年、精神疾患により医療機関にかかる患者は急増している。平成26(2014)年のわが国の精神疾患患者数は392.4万人となり、5大疾患(悪性新生物、脳血管疾患、虚血性心疾患、糖尿病、精神疾患)のなかで最も多い。
- 精神疾患で最も多いのは気分障害(111.6万人)で、次に統合失調症(77.3万人)である。近年では、認知症(特にアルツハイマー型:53.4万人)の患者が増加傾向にある。
- 入院形態別では、任意入院(53.4%)が最も多く、次いで医療保護入院(45.4%)、措置入院(0.5%)となっている。
- 入院患者では統合失調症が最も多いが、治療法の発展に伴い、近年は減少傾向にある。1年以上の長期入院患者も減少傾向にあるが、依然として約20万人に上る。また、受け入れ条件が整えば退院可能な者(社会的入院患者)の社会復帰が課題となっている。

※数字はすべて、平成26年患者調査(厚生労働省)より

【精神看護へのニーズ】
- 気分障害や認知症の増加、依存症の問題など、精神科医療に求められるニーズは多様化している。一般診療科でも、精神に健康問題を抱える患者が受診することは少なくないため、一般診療科においても精神看護の知識や技術が必要である。
- 一般診療科で身体疾患に加えて心理・社会的問題や精神的問題を抱える患者・家族を対象に、直接的なケアや精神科との橋渡しなどを実践する専門看護師が、リエゾン精神専門看護師(リエゾンナース)である。看護師のメンタルヘルスケアも、リエゾンナースの役割の1つである。

第3章

実習でよく出合う症状・疾患のポイント

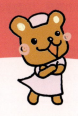

精神看護学実習で出会う患者さんを理解するためには、
症状（p.30〜44）・疾患（p.47〜78）を
きちんと理解することが大切です。

精神症状の種類

- 精神疾患がある患者は、思考、感情、意欲・行動、知覚、意識などの精神活動が障害されることで、さまざまな症状を示す。症状によっては特定の疾患において出現しやすいものがある。
- 症状だけをみるのではなく、それによって患者の生活にどのような影響が生じているかをアセスメントし、ケアにつなげることが大切である。

【思考の障害】

- 当面の課題に適合した概念を想起し、整理・統合・分析していく精神活動を思考という。思考の障害は、①思考の流れ(思路)の異常、②思考の内容の異常、③思考の形式の異常に分けられる。

■ 主な思考の障害の種類

思路の異常	観念奔逸	次から次へと考えが浮かび、話の主題が変わる(p.34参照)
	思考抑制	着想が貧困で停滞し、口数が少なくなり、話すテンポも遅くなる
	思考途絶	思考途中で不意に思考の進行が停止する(p.35参照)
	滅裂思考	考えの進み方につながりがなく、前後の脈絡がない(p.34参照)
	連合弛緩	考えの結びつきがはっきりしない(p.35参照)
	迂遠思考	結論に至るまでに時間がかかり、回りくどい
	保続	先の言動が、後の内容にかかわりなく繰り返される

30　精神看護実習クイックノート

思考内容の異常	妄想	事実でないのに事実であるとする、訂正不能な非現実的内容の確信（p.37参照） 【一次妄想】直感的に誤った確信をもつことで、その成り立ちが了解できない妄想 【二次妄想】感情状態から、ある程度その成り立ちが了解できる妄想
	被害妄想	他者から危害を加えられるのではないかという内容の妄想
	微小妄想	自分の能力や地位などを過小評価する内容の妄想
	誇大妄想	自分を過大評価する内容の妄想
思考形式の異常	恐怖	強迫思考が一定の対象（赤面、対人、高所、広場）に結びつく
	自生思考	考えがひとりでに浮かび、自分で考えている感じがしない
	作為思考	他者の力で考えさせられているという思考体験（p.35参照）
	支配観念	ある考えが絶えず意識され、なかなか離れない状態
	強迫観念	不合理さを知っていながら、払いのけることができない（p.35参照）

【感情の障害】

● 人や物、できごとなどに対して抱く、喜びや悲しみといった気持ち（気分）のことを感情という。感情の障害が生じると、自身では気持ちの状態をコントロールできなくなる。感情が過度に増大・消失したり、異なる感情を同時に抱いたりする。

■主な感情の障害の種類

病的抑うつ気分、病的躁気分	抑うつ気分	● どこまでも気分が落ち込んでいく ● 喜びを感じられない
	気分高揚	● どこまでも気分が高揚する ● 爽快で楽観的な気分

第3章　精神症状の種類

実習でよく出合う症状・疾患のポイント　31

（主な感情の障害の種類 つづき）

	多幸症	●状況とかかわりのない空虚な爽快感
	情動不安定	●わずかな刺激で短い期間のうちに感情が大きく動揺する
	情動失禁	●涙もろくなる
その他	感情鈍麻	●感情が生じにくくなっている状態（p.40参照）
	アンビバレンス（両価性）	●特定の対象に対して、愛と憎、快と不快など、相反する2つの感情を同時にもつ
	燃え尽き症候群（バーンアウト症候群）	●長期にわたる極度の精神的緊張と弛緩の交代で、心身が極度に疲労し、無力感・虚無感などに陥る ●看護師や介護・福祉職者に生じやすい

【意欲・行動の障害】

●欲求と意思とが結びついたものを意欲といい、意欲は実際の身体活動（行動）につながる。精神活動と身体活動は密接にかかわっており、精神障害によって行動に影響が生じることがある。

■主な意欲・行動の障害の種類

	躁病性興奮	●多弁・多動でまとまりがない状態
亢進	緊張病性興奮	●落ち着かず、無意味で不可解な運動が増加する状態（突然走り出す、暴力をふるうなど）
	無為	●自発性がほとんどない状態
低下	昏迷	●周囲の状況は察知しているが、まったく反応しない ●意識清明だが無行為（うつ病性昏迷、緊張病性昏迷、解離性昏迷）
	カタレプシー	●そのままの姿勢を長時間保持する。蠟屈症
その他	反響言動	●相手の言動をオウム返しに言ったりしたりする
	常同症	●同じ言葉・同じ行動・同じ動作を繰り返し保持する状態
	衒奇症	●奇異な化粧や装飾品をつけるなどの不自然な行為

32　精神看護実習クイックノート

【知覚の障害】

●外界からの感覚刺激を五感(視覚・聴覚・嗅覚・味覚・触覚)でとらえ、認識することを知覚という。知覚の障害が生じると、刺激に対して敏感あるいは鈍感になったり、実際の感覚刺激がないにもかかわらず対象を知覚するなどの症状が生じる。

■ 主な知覚の障害の種類

感覚過敏	外界からの刺激が通常よりも強く感じられる
感覚鈍麻	外界からの刺激が通常よりも弱く感じられる
錯覚	対象をゆがんだ形で知覚する(p.41参照)
幻覚	外界からの知覚刺激なしに生じる異常体験(p.42参照)
幻視	意識混濁や意識変容を伴う
幻聴	言語の聞こえる言語幻聴の他に、音楽幻聴がある
幻味・幻臭	被害妄想などに結びつきやすい
幻触	身体を触られると訴える

【意識の障害】

●意識は、あらゆる主観的な体験の土台となるものであり、その定義はさまざまである。意識が清明(はっきりと覚醒し、周囲を正しく認識し、刺激に対して適当な反応が可能)ではない状態が、意識障害の状態である(p.43参照)。

■ 主な意識の障害の種類

意識混濁 (量の障害)	意識の清明度が障害された状態
意識変容 (量と質の障害)	意識混濁に質的変化が加わり、不安・不穏・緊張などの刺激症状を呈する状態

実習でよく出合う症状・疾患のポイント　33

思路・思考形式の障害

■ 主な思路・思考形式の障害

分類	特徴	よくみられるケース
観念奔逸	断片的な考えが次々にわいてきて、考えと考えの間のつながりがなくなってしまう状態	● 躁状態 ● 酩酊状態
さらにまとまりがなくなると……		
支離滅裂	【滅裂思考】 意識清明な状態で生じるまとまりのない思考（言葉のサラダ）	● 統合失調症
	【思考散乱】 意識混濁時に生じる思考障害	● 器質的疾患

34　精神看護実習クイックノート

分類	特徴	よくみられる ケース
思考途絶	● 思考の流れが突然、中断する ● 思考と会話の途絶で、行動も止まっているようにみられる	● 統合失調症
連合弛緩	● 関連のない内容に思考が結びついて、思考のつながりが失われる ● 滅裂思考ほど脈絡がなくなるわけではない	● 統合失調症
作為体験、作為思考	● 他者からあやつられて思考していると考える ● 例：思考化声 思考吹入 考想察知 思考奪取 思考伝播	● 統合失調症
強迫観念	● 自分でも不合理と思いながら特定の考えにしばられる ● 不快なイメージをコントロールしようとする行為（強迫行為）を伴う	● 不安障害

第3章 思路・思考形式の障害

実習でよく出合う症状・疾患のポイント　35

【かかわりのポイント】

● 思路・思考形式の障害によってコミュニケーションがうまくいかない場合は、**自分（看護者）だけの考えや価値観を押しつけることのないよう**、チームで情報交換を行いながら、患者の思いや苦痛の理解に努めることが重要である。

■ 思路・思考形式の障害の分類に応じたかかわりのポイント

観念奔逸・支離滅裂	● **否定**や**説得**は刺激となってしまうので、避ける ● **非現実的な言動は肯定しない** ● 患者の訴えに耳を傾ける
思考途絶	● 必要に応じて**タッチング**などを活用する ● **少し待つ**ことも大切である
連合弛緩	● 患者の訴えをしっかり聞く ● 話をまとめられるように、**焦点化**や**要約**を試みる
作為体験・作為思考	● 患者の不安やつらさに寄り添い、話を聞く ● 患者が安心できるようなかかわりをもつ ● **危険な行動に注意**する **根拠** 作為体験のある患者は、自分の意思や判断とは無関係に行動してしまうため、自傷行為や、他の患者とのトラブルに至ることがある ● 適切な注意と観察を行い、患者が**安心・安全**に過ごせるように配慮する ● 医師や家族に適宜報告・説明を行い、理解と協力を仰ぐ
強迫観念・強迫行為	● 強迫行為は、患者が**不安から逃れよう**として行っている点を理解する ● 患者自身が、**強迫行為をコントロールできる自信**を感じられるようにかかわることが必要である

妄想（思考内容の障害）

- 自己に結びついた不合理的な内容をもつ、訂正不能で強固な個人的確信を指す。
- 統合失調症、アルコール依存症、うつ病、躁病、認知症などでよくみられる。

■ 主な妄想の種類と例

関係妄想	被害関係妄想	他人からひどいことをされている
	注察妄想	誰かから見つめられ監視されている
	追跡妄想	誰かにあとをつけられている
	物盗られ妄想	物を盗まれる
	被毒妄想	毒を盛られている
	嫉妬妄想	恋人が浮気している
微小妄想	罪業妄想	自分は罪深い人間だ
	貧困妄想	財産がなくなってしまった
	心気妄想	重大な病気にかかっている
誇大妄想	血統妄想	自分は天皇家である
	発明妄想	画期的な発明をした
	宗教妄想	自分は教祖である
	救済者妄想	自分は世界を救う人間である
	憑依妄想	幽霊に取り憑かれた
	変身妄想	自分は別の何者かに変身する

【かかわりのポイント】

- 妄想は患者にとって確信であるため、訂正することはできない。肯定も否定もせず、患者の訴えに耳を傾ける。

   妄想を肯定すると妄想を強固にしたり、発展させてしまう場合がある。また、妄想を否定したり、軽くあしらうような対応をとると、その後の患者と看護者の人間関係に悪影響を及ぼす

- 妄想の内容を把握することも大切であるが、詳細に聞きすぎると妄想に関心が向いてしまい、妄想の世界を広げてしまう。妄想に伴う不安などは、患者にとっては現実に起こっているものであることを理解しなければならない。しかし、妄想の内容は現実ではないことが多いため、内容については同意しないほうがよい。

- 妄想の内容によっては患者に不快や恐怖を生じさせる。一方で、幸福感や満足感をもたらす場合もある。まず、患者が妄想をどのように感じているのか、日常生活にどの程度影響しているのかを把握する。

- 患者が不安や恐怖を感じているときは、それを軽減するような援助が必要になる。妄想に影響された自傷他害の危険もあるため、危険防止に留意することが重要である。

- 妄想に没頭してしまい日常生活行動がとれなくなる場合もある。患者が日常生活に関心を向け、現実的な活動ができるように援助する。

- 具体的には、患者の興味のある活動を取り入れることも効果的である。現実的な活動に注意を向けることによって、妄想の病的世界から距離をとることができるようになる。

■ 妄想への声かけの例

例①

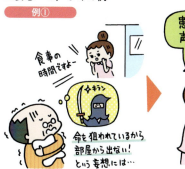
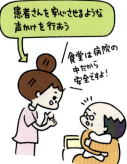

例②

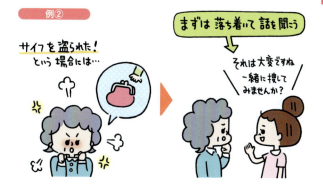

感情鈍麻（感情や知覚の障害）

- 感情表現が乏しくなり自分にも周囲にも関心がもてなくなる。
- 統合失調症の慢性期によくみられる。

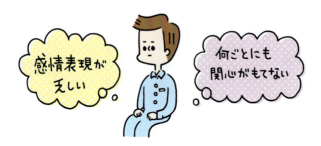

【かかわりのポイント】

- 表情の変化がなく、言葉も少なくなっている。看護者が積極的にかかわることは大切であるが、患者との距離やペースに留意する必要がある。
- 食事・清潔・整容・排泄などの日常生活に対しても関心が低下するため、患者の状態に合わせて促す。
- 患者が興味を抱く活動を見いだし、参加を促す。
- 活動を促しても、患者がすぐに行動に移せないこともあるが、しばらくしてから活動に参加することもある。「できない」とすぐに判断せず、活動に対する患者の思いを聞きながら、患者の自己決定を見守ることが大切である。
- 活動を無理に勧めたり説得したりするのではなく、患者の希望や興味を引き出すかかわりが大切である。

錯覚（知覚の障害）

- 実際に存在する対象を<u>誤ったゆがんだ形</u>で知覚すること。
  例：カーテンや服を人と間違える（錯視）
  　　自動車などの音が人の声に聞こえる（錯聴）
- せん妄などの意識障害の際によくみられる他、健康な人でも<u>不安</u>や<u>恐怖感</u>が強いときに起こる。

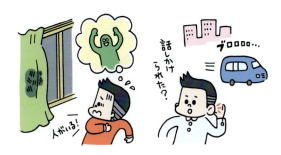

【かかわりのポイント】

- カーテンや壁のシミなどで錯覚を起こすこともある。そのような錯覚が起こらないように、壁や天井の<u>シミの除去</u>、ベッド周囲の<u>物品の整理</u>など環境を調整する。また、<u>危険防止</u>にも十分留意する。
- 落ち着いて安心できるかかわりを心がける。安全な環境であり、一緒にいることを伝えて、<u>安全を保障</u>する。

幻覚（知覚の障害）

- **外界からの感覚刺激なし**に知覚される異常体験を指す。
- 統合失調症や中毒（薬物、アルコールなど）でよくみられる。

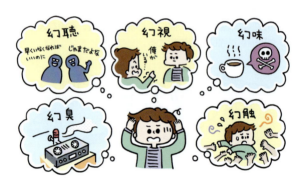

【かかわりのポイント】

- 幻覚は患者にとっては不安や恐怖をもたらすリアルな体験である。患者の感情に関心を寄せ、訴えに耳を傾ける。
- 患者が体験している幻覚は、患者にとっては事実であることを認めながら、「私（看護者）はそれを体験していない」ということを伝えることで、患者に不確かさが生じる。タイミングをみて現実的な話題を提供したり、活動を促すことも有効である。
- 幻覚が激しいときは興奮や自傷他害の恐れがあるため、危険防止に留意する。日常生活にも影響があるため、患者が日常生活行動に目を向け、可能な限り自立した行動がとれるように支援する。

意識の障害

- 意識の清明度が障害された<u>意識混濁</u>(こんだく)(量の障害)や、意識混濁に質的変化が加わり、不安・不穏・緊張などの刺激症状を呈する<u>意識変容</u>(量と質の障害)がある。脳の器質的な障害や、身体症状、薬物などが原因でみられる場合が多い。

■ 意識の障害の主な種類

意識混濁	明識困難	ややぼんやりしている
	昏蒙	浅眠状態が続く
	傾眠	呼びかけに反応するが放っておくと眠ってしまう
	嗜眠	強い刺激で多少反応するがやめると戻ってしまう
	昏睡	すべての刺激に反応を失っている
意識変容	もうろう状態	幻覚・錯覚・徘徊などの症状を伴う
	せん妄	意識混濁、精神運動興奮を伴う

■ せん妄の例

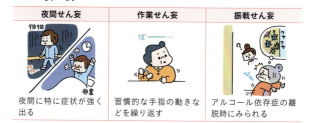

夜間せん妄	作業せん妄	振戦せん妄
夜間に特に症状が強く出る	習慣的な手指の動きなどを繰り返す	アルコール依存症の離脱時にみられる

【かかわりのポイント】

- <u>注意力や判断力が低下</u>し、不安や唐突な行動を伴うこともある。また、深夜の徘徊による<u>転倒・転落</u>にも注意する。
- 意識障害の原因を検討するとともに、安全に休める環境づくりをする。水分管理や栄養管理が必要になる場合もある。

精神疾患の診断に用いる主な検査

【心理検査】
- 知能・人格などを、一定の課題や作業にどのように対応するかによってとらえるものを心理検査という。
- 心理検査は操作性があるので、いくつかの心理検査を組み合わせて(テストバッテリー)、面接結果や症状とともに査定し、客観性を高くする。

【人格検査】

■主な人格検査の種類

質問紙法	MMPI(ミネソタ多面人格目録検査)	身体機能や主観、趣味など、550の質問に対する回答を分析し、人格傾向を多面的にとらえる
	Y-G(矢田部・ギルフォード性格検査)	抑うつ性や回帰的傾向など、120の質問に対する回答を分析し、性格傾向を評価する
投影法	ロールシャッハテスト	インクのしみのついたカードを見せ、何に見えるかを自由に答えてもらう
	TAT(主題統覚検査)	ある場面の絵を見せ、そこから思いつく物語を自由に語ってもらう
投影法	SCT(文章完成テスト)	未完成の短文に続けて、自由に文章を記述してもらう
	P-Fスタディ(絵画欲求不満テスト)	欲求不満状況を表す絵を提示し、人物がどう答えるかを自由に記載してもらう(**右図**)
	描画テスト(バウムテスト)	1本の樹木の絵を自由に描いてもらう(**右図**)
作業検査法	内田クレペリン検査	一定時間に、1桁の数字どうしを連続して加算していってもらい、作業量やミスの数から性格分析を行う(**右図**)

44 精神看護実習クイックノート

■人格検査の例

P-Fスタディの例

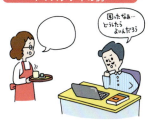

右側の男性が困っているシチュエーションで、左側の女性がどう答えるか、空いているフキダシに言葉を書き込んでもらう

バウムテストの例

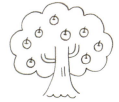

樹木の絵を描いてもらう

内田クレペリン検査の例

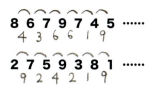

隣り合う数字どうしを足してその下1桁を上のように記入していってもらう

【知能検査】

- ウェクスラー成人知能検査(WAIS)、田中／鈴木ビネー知能検査(小児～成人対象)、コース立方体組み合わせ検査などがある。
- 知能指数(IQ)の求め方は「精神年齢÷生活年齢×100」である。知能指数は85以上が正常で、知的障害／精神遅滞は軽度(50～70)、中等度(25～50)、重度(25以下)に分類される。

統合失調症

- 米国精神医学会の分類であるDSM-5では、統合失調症、他の精神病性障害、統合失調型パーソナリティ障害を含むものとして、「統合失調症スペクトラム障害および他の精神病性障害群」と定義されている。
- ①妄想、②幻覚、③まとまりのない思考(発語)、④ひどくまとまりのないまたは異常な運動行動(緊張病を含む)、⑤陰性症状の5つのうち、1つかそれ以上当てはまるものとされている。
- 統合失調症は内因性精神病である。何らかの脆弱性(素因)をもち、そのうえに強いストレスが加わったときに発病すると考えられている。
- 全人口における出現頻度は約0.8%(精神科病院の入院患者の約60%)であり、15～35歳の思春期・青年期に好発する。

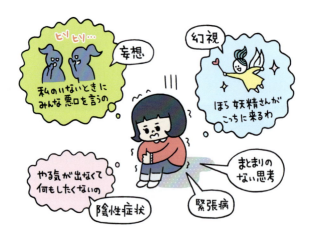

■統合失調症の主な症状

陽性症状	● 幻聴、幻覚 ● 妄想 ● 興奮 ● まとまりのない思考(発語) ● ひどくまとまりのないまたは異常な運動行動　など
陰性症状	● 意欲低下 ● 感情の平板化 ● ひきこもり　など
認知機能障害	● 注意・集中力の低下 ● 記憶力の低下 ● 判断力の低下　など

■ブロイラーによる症状分類

基本症状 (陰性症状)	● 連合弛緩　● 感情鈍麻 ● アンビバレンス(両価性) ● 自閉
副次症状 (陽性症状)	● 幻覚　● 妄想　● 記憶障害 ● 緊張病性症状　● 急性症状　など

■シュナイダーによる症状分類

一級症状	● 思考化声 ● 応答形式の幻聴 ● 自己の行為に干渉する幻聴 ● 身体への被影響体験 ● 思考奪取　● 妄想知覚 ● させられ体験　● 思考伝播
二級症状	● その他の幻覚　● 思考停止 ● 観念奔逸　● 錯乱と困惑 ● 強迫行為　● 妄想着想 ● 疎隔体験　● 気分変調　など

第3章

統合失調症

実習でよく出合う症状・疾患のポイント　47

■ 主な病型分類

病型	好発時期	症状など	経過と予後
破瓜型	10代後半〜20代前半	● 意欲低下 ● 感情鈍麻 ● 無為・自閉	● 周囲には目立たず、徐々に発症することが多い ● 他者とのかかわりを避け、自分の殻に閉じこもるようになる
緊張型	20代前後	● 精神運動興奮（緊張病性興奮） ● 昏迷状態（緊張病性昏迷） ● 拒絶・カタレプシー・緘黙	● 急激に発症する ● 短期間で回復する場合が多い。しかし、再発することも少なくない
妄想型	20代後半〜30代、ときに40歳前後	● 幻覚・妄想 ● 妄想は被害的、誇大的、嫉妬に関するものが多い	● 徐々に発症し、何回かの増悪を経て慢性的に移行していく ● 人格の変化はあまりみられず、人とのかかわりも比較的維持される

【診断】

● 診断には、DSM-5、またはWHOによる分類(ICD-10)が用いられている。

【治療】

● 薬物療法の第1選択薬は、リスペリドン、アリピプラゾール、オランザピンである。
● 薬物療法に加え、精神療法、リハビリテーション療法を行う。

【ケアのポイント】

■統合失調症の病期に応じた看護

病期	患者の状態	看護ケア
急性期	●幻覚・妄想・興奮などの陽性症状がある ●現実検討力の低下がみられる ●自傷他害の危険性がある ●コミュニケーションが難しい ●食事や水分が十分に摂取できない ●適切に排泄できない ●個人衛生が保てない ●自己管理能力の低下がみられる ●生活リズムの乱れがみられる	●精神症状を観察する ●薬物療法が確実に行われるように支援する ●必要に応じた行動制限と、安全な環境の調整を行う ●栄養や水分摂取、休息や睡眠の援助を行う ●セルフケアを援助する ●安心感を与えるようにかかわる
消耗期・回復期	●意欲減退、脱力感がみられる ●頭重感や消化器症状など、自律神経系の身体症状が出現する ●抗精神病薬の有害反応が現れやすい ●セルフケアが徐々に回復する ●コミュニケーション能力が徐々に回復する ●退院や今後についての不安とあせりがある	●消耗期の身体症状への援助を行い、十分な休息・睡眠を保障する ●安全で安心できる環境を調整・確保する ●服薬管理を行い、抗精神病薬の有害反応の早期発見に努める ●規則正しい生活が送れるように支援し、セルフケアの自立と行動範囲の拡大を促す ●コミュニケーション、対人関係の回復を図る ●不安やあせりを受け止め、退院後の生活について患者・家族とともに考える ●多職種で連携して退院を調整する

第3章 統合失調症

(統合失調症の病期に応じたケアのポイント　つづき)

病期	患者の状態	看護ケア
慢性期	●陽性症状は目立たなくなるが、持続している場合もある ●感情の平板化、自発性低下、自閉などの陰性症状がみられる ●認知障害が生じる ●活動の低下がみられる ●セルフケア能力の低下がみられる ●コミュニケーション能力の低下、他者との交流が減少する ●抗精神病薬による錐体外路症状（p.83参照）などの有害反応が現れることがある	●チームでかかわり、それぞれの職種から専門的なアプローチを行う ●自己決定ができるようにかかわる ●患者の興味や関心を見いだし、それを活かして活動を促す ●健康的な部分を維持し、低下したセルフケアの回復を図るとともに、生活リズムを整える ●自己管理能力の向上に向けた援助（症状管理、服薬管理など）を行う ●多職種で連携して退院を調整する ●社会復帰を阻害している要因をアセスメントし、必要な援助を検討する ●地域での生活を可能にする制度を利用し、サービス体制を構築する

Check　看護学生が急性期の患者とかかわることは少なく、回復期や慢性期の患者を受け持つことが多い。また、入退院を繰り返している患者も多い。病期によって現れやすい症状や必要なケアが異なってくるので、特徴をおさえておこう

パーソナリティ障害

- 認知・行動・感情に著しい偏りが生じ、患者本人や周囲がつらい思いをしている場合を指す。
- 症状や特徴によって、A群、B群、C群の3種類に分類される（DSM-5）。

■パーソナリティ障害の種類と特徴

種類		特徴的な症状
A群 パーソナリティ障害 奇妙で風変わりにみえる	猜疑性パーソナリティ障害	他人の動機を悪意あるものと解釈して不信や疑いを抱く
	シゾイドパーソナリティ障害	他人や社会と親密になりたいと思わない
	統合失調型パーソナリティ障害	親密な関係では急に気楽でいられなくなったりする
B群 パーソナリティ障害 演技的、情緒的、移り気にみえる	反社会性パーソナリティ障害	人を欺いたり、操作する
	境界性パーソナリティ障害	現実や想像のなかで見捨てられることを避けるためになりふりかまわない努力をする
	演技性パーソナリティ障害	過剰に人の注意を引く行動をとる
	自己愛性パーソナリティ障害	自分が重要であるという誇大な感覚をもつ

(パーソナリティ障害の種類と特徴 つづき)

種類		特徴的な症状
C群 パーソナリティ障害 不安や恐怖を感じているようにみえる	回避性パーソナリティ障害	批判や非難、拒絶に対する恐怖で人と関係をもちたがらない
	依存性パーソナリティ障害	めんどうをみてもらいたい過剰な欲求のために、従属的でしがみつく行動をとる
	強迫性パーソナリティ障害	秩序や完璧主義、精神・対人関係の統制にとらわれ、柔軟性・開放性・効率性が犠牲にされる

【ケアのポイント】

● パーソナリティ障害の患者は、認知、対人関係、感情や衝動の制御の偏りによって、本人も苦痛を感じ、社会生活にも障害が現れる。患者は激しい感情をぶつけたり、人を操作するようにふるまったりするため、巻き込まれないように注意する。

Check 実習では、患者の対応について指導者の指示に従うようにする。対応に困ったときはすぐに相談しよう

● チーム内で情報共有を密に行い、患者の病理に振り回されないように、統一した方針を打ち出しておくことが必要である。
● 患者本人の主体性を重視することも重要である。患者本人の責任で決断、行動するようにかかわり、看護師の考えや期待を押しつけたり、誘導しないように注意する。
● 患者の行動や発言に至る原因となっている、つらい感情や経験に共感を示し、適切な対処行動をともに考えるといった姿勢が必要である。

双極性障害

- DSM-5では以下が「双極性障害および関連障害群」に含まれる。

  - 双極Ⅰ型障害　● 双極Ⅱ型障害
  - 気分循環性障害
  - 物質・医薬品誘発性双極性障害および関連障害
  - 他の医学的疾患による双極性障害および関連障害
  - 他の特定される双極性障害および関連障害
  - 特定不能の双極性障害および関連障害

- 「双極性障害および関連障害群」は、これまでは「抑うつ障害群」に含まれていたが、DSM-5では分離独立された。

■ 双極性障害の主な症状

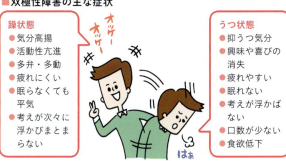

躁状態
- 気分高揚
- 活動性亢進
- 多弁・多動
- 疲れにくい
- 眠らなくても平気
- 考えが次々に浮かびまとまらない

うつ状態
- 抑うつ気分
- 興味や喜びの消失
- 疲れやすい
- 眠れない
- 考えが浮かばない
- 口数が少ない
- 食欲低下

【治療】

- 薬物療法の第1選択薬は、炭酸リチウム、バルプロ酸ナトリウム、オランザピンである。
- 精神療法（支持的精神療法、認知行動療法など）による治療も併用する。

【ケアのポイント】

● 回復期の患者の場合は、患者の回復の状況に応じて徐々に活動を拡大し、自立した日常生活が送れるように支援する。回復期においても患者のあせりや不安が起こりやすいため、患者の思いを受け止めながら、現在の状況と今後の見通しを伝える。

■ 状態に応じたかかわりのポイント

躁状態	● 気分高揚や誇大的思想の影響で活動性が亢進して多弁・多動、不眠傾向となるが、本人は疲労を感じにくい ● 対人関係においては、易刺激性や過干渉からトラブルを起こしやすい ● 注意が散漫となり危険行為を起こす恐れがある ● 食事や保清などのセルフケアについて、行動が持続しないために最後までできなくなる ● 急性期は、できるだけ刺激の少ない落ち着いた安全な環境を整え、休息を促す。看護師のかかわりも刺激になるため、短時間で簡潔にかかわり、指摘や議論をしない ● 適切な服薬が行えるように援助するとともに、有害反応(特に炭酸リチウム服用時は中毒症状[p.86参照])に注意する ● 患者のセルフケアの自立度に応じて、必要時に声かけや介助を行う ● 症状が落ち着き、現実検討力が回復してくると、躁状態のときの言動やできごとを後悔し、自責の念が起こり自暴自棄になって、自殺企図を起こす場合もあるので注意が必要である
うつ状態	● 双極Ⅰ型障害では、心気妄想、貧困妄想、罪業妄想などが起こりやすい。一方、双極Ⅱ型障害では、不機嫌、気分の浮き沈み、過眠などが起こりやすい ● 患者のあせりや不安を受け止め、ゆっくり休息がとれるように支援する。その他、それぞれの症状に合わせて援助する

Check 看護学生が躁状態やうつ状態の急性期の患者とかかわることは少ないが、対応については指導者の指示に従おう

うつ病

- DSM-5では、うつ病は「抑うつ障害群」に含まれている。
- 不眠や疲労感が受診時の主訴であることが多い。
- 毎日の抑うつ気分や、興味や喜びの喪失が基本的な症状であり、少なくとも2週間存在する。

■主なうつ病の症状

基本的な症状	● 抑うつ気分 ● 興味や喜びの喪失
その他の症状	● 食欲・睡眠・精神運動性活動の変化 ● 気力の減退 ● 無価値感、罪責感 ● 思考・集中・決断の困難 ● 希死念慮(繰り返す) ● 自殺念慮・計画・企図

【治療】

- 薬物療法の第1選択薬は、セルトラリン、パロキセチン塩酸塩水和物、エスシタロプラムシュウ酸塩、ミルタザピンである。
- 難治性うつ病には修正型電気けいれん療法(m-ECT)を行う(p.95参照)。

【ケアのポイント】

- うつ病では自殺を防ぐことが重要である。自殺を考える人は、自殺についてのwebサイトなどを立ち上げたりしていることがある。患者の希死念慮や、危険物を所持していないかについて注意深く観察し、自殺のサインをいち早く察知することが大切である。
- 自殺については、言葉にすることで、心配していること、気にかけているということを相手に伝えるメッセージにもなる。患者と接する際には、「TALKの原則」（下表）をふまえてかかわるとよい。

■TALKの原則

Tell	はっきり言葉に出して「あなたのことを心配している」と伝える
Ask	死にたいと思っているかどうか素直に尋ねる
Listen	相手の絶望的な気持ちを一所懸命に受け止めて聞き役にまわる
Keep safe	危ないと思ったらまず本人の安全を確保するため、家族や周囲の人の協力を得て、専門家に相談するなどして適切に対処する

Check 「心配している」「あなたのことを考えている」ことを伝えることが基本となるが、学生としてかかわるのは難しい。患者をしっかりと見守り、変化に気づいたら指導者に報告することが大切である

強迫症

- DSM-5では、強迫症は「強迫症および関連症群」に含まれる。
- 特徴的な症状は、<u>強迫観念</u>と<u>強迫行為</u>である(P.35参照)。
- 強迫症では、強迫観念に伴う強迫行為に多くの時間とエネルギーを費やし、通常の生活が送れなくなる。悪化すると周囲の人も巻き込んでしまうため、人間関係にも影響を及ぼす。

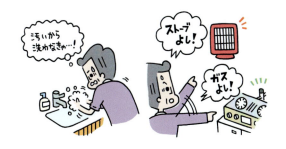

【治療】
- 薬物療法では、抗うつ薬(SSRI)や抗不安薬を用いる。
- 精神療法として、認知行動療法(曝露反応妨害法)を行う。

【ケアのポイント】
- 患者は、強迫観念が不合理でばかばかしいものだとわかっていながらも、**それを止めることができない**という苦しみを抱えている。患者を理解し、共感的に接することが大切である。
- 強迫行為については批判したり禁止したりせず、**徐々に減らしていける**ように患者とともに考える。また、患者の関心が強迫行為以外のものに向けられるようにはたらきかける。

不安症群

- DSM-5では、過剰な恐怖・不安などをもつ障害を「不安症群」としている。
- 不安に対して過剰な反応を示し、それによって日常生活に支障をきたす。
- 不安が軽度の場合は日常生活に支障はない。中等度になると注意力や理解力の低下がみられ、表情や行動にも変化が現れる。日常生活にも支障をきたす。
- 強度・パニックの状態になると、思考は混乱し、注意力や理解力の著しい低下が起こる。脈拍数や呼吸数の変化、発汗などの生理的変化が生じ、飲食・睡眠・保清・安全・コミュニケーションなどの日常生活に著しく支障をきたす。

■ 不安症群の主な種類

分離不安症	● 家や愛着をもっている人物からの分離で生じる過剰な恐怖や不安
社会不安症	● 他者に注視されるかもしれない社会状況に対する著明または強烈な恐怖や不安
パニック症	● 予期せず**パニック発作**を繰り返す ● パニック発作は、突然、激しい恐怖や強烈な不快感が数分以内にピークに達し、**動悸**や**発汗**といった身体症状などが生じることである
広場恐怖症	● 公共交通機関の利用、広場など広い場所、映画館など囲まれた場所、群衆のなか、家の外に1人などの状況で生じる著明な恐怖や不安
全般不安症	● 多数のできごとや活動に対する過剰な不安や心配

【治療】
- 薬物療法の第1選択薬は抗うつ薬(SSRI、SNRI)である。その他、抗不安薬(ロラゼパム、ロフラゼプ酸エチル)も用いられる。
- 精神療法(支持的精神療法、認知行動療法など)による治療も併用する。

【ケアのポイント】
- 不安時の看護では、患者の不安な思いを受け止め、安心・安全を保障するかかわりが大切である。患者が不安を感じる状況や苦痛を明らかにするとともに、その状況に適切に対処できるよう援助する。
- 不安の内容を細かく聞き出したり、安易に励ますことは悪影響となるので注意する。
- 支持的にかかわり、セルフケアの自立度に応じて日常生活を援助する。安心して落ち着ける環境の調整も重要である。
- 「否定しない」ことが原則である。患者本人が一番傷ついて不安であるため、患者の置かれた状況の理解に努める。
- 不安によって患者が自信を失っている場合でも、羞恥心やプライドがあることには変わりない。できないからといって、責めたり叱ったりすることのないように接する。
- 受容的に接して、患者が自分のペースで取り組めるように、ゆっくりと見守ることも大切である(患者に無理をさせない)。

Check 看護学生が強度の不安にある患者とかかわることは少ないが、対応については指導者の指示に従おう

第3章 不安症群

実習でよく出合う症状・疾患のポイント 59

急性ストレス障害、心的外傷後ストレス障害

- フラッシュバックや反復的な夢といった多彩な症状が、心的外傷的できごとに遭遇した3日〜1か月に生じるものを急性ストレス障害(ASD)、1か月以上症状が持続するものを心的外傷後ストレス障害(PTSD)という。
- DSM-5では、PTSDとASDは、「心的外傷およびストレス因関連障害群」に含まれる。心的外傷となるようなストレスの強いできごとにさらされることが、共通した要件である。
- 人によってさまざまな強い外傷体験をきっかけに発症する。交通事故などのさまざまな事故、地震などの自然災害、傷害やレイプなどの犯罪、虐待などが原因となりうる。きっかけとなった体験は、トラウマ体験とも呼ばれる。

■ ASD、PTSDで多くみられる症状

- 解離性症状＊
  （喜怒哀楽がなくなる、現実感の消失、混乱して思い出せない）
- 動悸、発汗 ● 意欲の減退 ● 不眠、悪夢
- イライラする、怒りっぽくなる ● 神経過敏
- 易刺激性 ● 集中力・判断力・決断力の低下
- 惨事の記憶が突然よみがえる（フラッシュバック）　など

＊特にASDに特徴的にみられる

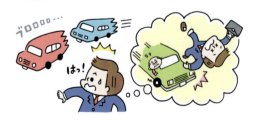

【治療】
- 支持的精神療法や認知行動療法(曝露療法)などを行う。
- 必要に応じて薬物療法を行う。抗うつ薬(SSRI)や抗精神病薬、気分安定薬、睡眠導入薬などを用いる。

【ケアのポイント】
- 安易な励ましは避け、患者の思いを受け止める。
- トラウマ体験や感情を無理に聞き出したり、早期に向き合わせることは悪影響となる。無理に話させることはせず、支持的にかかわることが基本である。
- 罪責感を感じている場合は、自責感情をやわらげるような声かけを行う。
- トラウマ体験によって、社会や人への信頼感を喪失していることがある。また、外傷体験によって患者は安全保障感が脅かされている。まず患者との信頼関係を築くことが大切である。そして、食事や睡眠がとれるよう配慮し、安心・安全な環境を調整する。
- 激しい怒り、衝動性、自殺念慮などが起こることもあるため、言動の変化や行動に注意して観察することが重要である。

Check ASDからPTSDに移行することもあるため、早期の介入が重要となる

解離症群

- DSM-5では、解離性同一症、解離性健忘、離人感・現実感消失症、他の特定される解離症、特定不能の解離症を「解離症群」としている。
- 解離症群は心的外傷の直後に生じることが多い。

■ 主な解離症

解離性健忘	事故やストレスでの心因性の健忘（通常の物忘れでは説明ができないもの）
解離性遁走	突然に放浪に出て、過去を想起できなくなる
解離性同一性障害	多重人格
離人性障害	自分が自分であることの現実感が喪失している

【治療】

- 統合された機能を獲得することを目標に、精神療法（認知療法、認知行動療法、支持的精神療法）を行う。

【ケアのポイント】

- 理論的な説明や説得は避け、傾聴・受容・共感的態度で接する。
- 言葉で感情を表現することを促す。
- 安心・安全な環境を提供するとともに、気分転換を促す。
- 自らの状態を理解し、服薬の自己コントロールができるよう支える。

神経性やせ症、神経性過食症

- DSM-5では、神経性やせ症、神経性過食症は「食行動障害および摂食障害群」に含まれる。その他には、異食症、反芻症、回避・制限性食物摂取症、過食性障害がある。

▶ 神経性やせ症

【症状・診断】

- 神経性やせ症における特徴的な症状は、①持続性のカロリー摂取制限、②体重増加や肥満に対する強い恐怖や体重増加を阻害する行動、③体重や体型に対する自己認識の障害である。
- 若い女性に生じやすい。

■ 体格指数（BMI）による神経性やせ症の重症度

軽度	$\geq 17\,kg/m^2$
中等度	$16 \sim 16.99\,kg/m^2$
重度	$15 \sim 15.99\,kg/m^2$
最重度	$<15\,kg/m^2$

日本精神神経学会日本語版用語監修, 髙橋三郎, 大野裕監訳, : DSM-5精神疾患の診断・統計マニュアル. 医学書院, 東京, 2014：333. より転載

【治療】

- 体重30kg以下では生命の危険があるため、入院治療にて、経管栄養や中心静脈栄養などで飢餓状態を改善する。

▶ 神経性過食症

【症状】

● 特徴的な症状は、①繰り返す過食、②体重増加を防ぐ代償行為（自発的な嘔吐、下剤の服用など）、③体型や体重への過度なこだわりである。

● 若い女性に生じやすい。

【治療】

● 繰り返しの嘔吐や下剤の連用によって、低カリウム血症、低ナトリウム血症などの電解質異常が生じる危険がある。必要に応じて電解質補正のための輸液を行う。

● 摂食行動を是正する認知行動療法や、精神療法、家族療法を行う。

【やせ、過食に共通するケアのポイント】

● 患者の栄養状態、認知状況を観察し、本来の自己が表出できるかかわりを行う。

● 医療者は、患者の不安に対し支持的にかかわり、信頼関係を築く。

● 患者によっては、感情を言葉で表現することが苦手で、身体症状として表現されることがある。看護者は、身体的ケアおよび精神的ケアを実践し、患者の治療と健康回復への動機づけを高める。

アルコール関連障害群

- DSM-5では、アルコール関連障害群は、「物質関連障害および嗜癖性障害群」に含まれている。
- アルコール関連障害群には、アルコール使用障害、アルコール中毒、アルコール離脱、他のアルコール誘発性障害群、特定不能のアルコール関連障害が含まれる。
- 「物質関連障害および嗜癖性障害群」を引き起こす原因には、アルコールの他にも、カフェインや大麻、幻覚薬、吸入剤、オピオイド、鎮痛薬・睡眠薬・抗不安薬、精神刺激薬（コカインなど）、タバコなどが含まれる。

▶ アルコール依存症

- アルコール依存症とは、アルコールを摂取したいという強い欲求があり、飲酒量と飲酒時間をコントロールできない、嗜癖（アディクション）のなかの物質依存である。
- 慢性的な過剰飲酒により、強迫的飲酒欲求が起こり、家庭や仕事に問題を起こしても飲酒を続けてしまう。耐性や離脱症状が生じる。肝障害やウェルニッケ脳症などの身体合併症や、うつや不眠などの精神症状が現れる。
- 体質的な要因、性格因子、環境的な因子などが原因として考えられる。
- 中年男性に好発するが、近年では、女性、定年退職者を中心とする高齢者、若年者の患者の増加が特徴的である。
- アルコール依存症の患者の特徴として否認がある。患者はさまざまな問題がアルコールによって引き起こされているにもかかわらず、「アルコールが原因ではない」「私は依存症ではない」

「アルコールを飲んでいるほうが調子がいい」などと問題を否認する。家族も巻き込まれ、共依存の関係性となりやすい。

●飲酒を中断・減量すると離脱症状が現れることがある。

■ アルコール依存症の経過と症状

急性中毒	● 知覚・運動・精神機能の障害 ● アルコール血中濃度の上昇とともに麻痺が増強 ● 幻覚・妄想 ● 意識障害(見当識障害) ● 健忘
早期離脱症状 (小離脱) ※血中アルコール濃度が100mg/dLまで下降したころ(飲酒停止後10時間前後〜約48時間以内)に起こる	● 自律神経機能の亢進(動悸、頻脈、発汗、高血圧など) ● 手指振戦 ● 一過性幻覚 ● けいれん発作 ● 精神症状(不安感、焦燥感、イライラ感、抑うつ、幻覚など) ● アルコール離脱の数%にアルコール性てんかんがみられる
後期離脱症状 (大離脱) ※飲酒停止後約72〜96時間以内に始まり、2〜3日間持続する。通常7日以内には消失する	● 意識障害 ● 精神症状(錯乱、幻覚、見当識障害など) ● 自律神経機能の亢進(発熱、頻脈、瞳孔拡大、著明な発汗など) ● 粗大な振戦 ● 大離脱の症状は進行すると振戦せん妄となる ● 眼瞼の上から眼球を圧迫して暗示を与えると幻視が出現することがある(リープマン現象)

解毒期・静穏期 (回復期)	● 一般的に抑うつ的、気分の変動が激しい ● 焦燥的で周囲に対しても過敏に反応する ● 一方では自責、後悔、他方では猜疑、攻撃の両極端を大きく揺れ動く ● 著明な自律神経性症状を伴う ● ときに意識障害、けいれん発作や幻覚、妄想などの精神症状を現すことがある ● 外見上は健康を回復したようにみえるが、病識の欠如、家族関係のゆがみ、パーソナリティの問題、職場の問題など、さまざまな問題が残っている場合が多い ● 外泊や退院で社会生活に復帰し、外部からの刺激が増すことで疲労をきたしやすくなる。この結果、再飲酒や慢性禁断症状につながることがある
安定期	● アルコール依存症によってもたらされた医学的・社会的・経済的な諸問題が解決され、患者も家族も、新しく生じてくる問題にも対処できるようになる

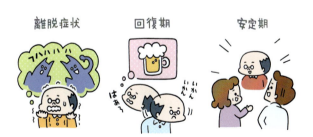

【診断】

- アルコール関連障害に関する分類・診断基準には、DSM-5、ICD-10がある。診断の補助として新久里浜式アルコール症スクリーニングテスト(p.69参照)が行われることがある。

【治療】

- 断酒が基本である。断酒会への入会や、集団精神療法が有効である。

【ケアのポイント】

- 入院から数日は、離脱症状などに注意が必要であり、興奮や幻覚による危険防止のために安全で穏やかな環境を調整する。脱水や栄養障害への対応が必要となる場合もある。興奮時は、必要に応じて抗不安薬や抗精神病薬を使用する。
- 回復期では、アルコールへの渇望から患者の心は揺れ動く。患者の努力を評価し、患者が自己肯定感を高められるように支援する。また、性格的特性を理解し、患者の自立へ向けて援助するとともに、家族への支援も必要である。

> Check 実習で出会う患者は、ある程度症状が落ち着きコミュニケーションにも支障がないため問題がないようにみえる患者が多い。そのような患者でも前向きな思いと不安が混在し、揺れ動いている

■ 新久里浜式アルコール症スクリーニングテスト

● 最近6か月で、以下のようなことがあったかを答えてもらう。

男性版（KAST-M）

項目	はい	いいえ
1) 食事は1日3回、ほぼ規則的にとっている	0点	1点
2) 糖尿病、肝臓病、または心臓病と診断され、その治療を受けたことがある	1点	0点
3) 酒を飲まないと寝つけないことが多い	1点	0点
4) 二日酔いで仕事を休んだり、大事な約束を守らなかったりしたことがときどきある	1点	0点
5) 酒をやめる必要性を感じたことがある	1点	0点
6) 酒を飲まなければいい人だとよく言われる	1点	0点
7) 家族に隠すようにして酒を飲むことがある	1点	0点
8) 酒が切れたときに、汗が出たり、手が震えたり、イライラや不眠など苦しいことがある	1点	0点
9) 朝酒や昼酒の経験が何度かある	1点	0点
10) 飲まないほうがよい生活を送れそうだと思う	1点	0点
合計点		点

判定方法	合計点が4点以上：アルコール依存症の疑い群 合計点が1〜3点：要注意群（質問項目1番による1点のみの場合は正常群） 合計点が0点：正常群

女性版（KAST-F）

項目	はい	いいえ
1) 酒を飲まないと寝つけないことが多い	1点	0点
2) 医師からアルコールを控えるようにと言われたことがある	1点	0点
3) せめて今日だけは酒を飲むまいと思っていても、つい飲んでしまうことが多い	1点	0点
4) 酒の量を減らそうとしたり、酒を止めようと試みたことがある	1点	0点
5) 飲酒しながら、仕事、家事、育児をすることがある	1点	0点
6) 私のしていた仕事をまわりの人がするようになった	1点	0点
7) 酒を飲まなければいい人だとよく言われる	1点	0点
8) 自分の飲酒についてうしろめたさを感じたことがある	1点	0点
合計点		点

判定方法	合計点が3点以上：アルコール依存症の疑い群 合計点が1〜2点：要注意群（質問項目6番による1点のみの場合は正常群） 合計点が0点：正常群

久里浜医療センター：久里浜式アルコール症スクリーニングテスト　http://www.kurihama-med.jp/alcohol/kast.html（2018/03/01アクセス）より改変して転載

薬物依存症

- DSM-5では、「物質関連障害および嗜癖性障害群」に含まれる。
- 覚せい剤、シンナー、大麻など、依存性のある薬物を使い続けているうちに心身に異変が生じ、薬物を使いたいという気持ち（渇望）が強くなりすぎて自分ではコントロールできなくなる。そのため、現実にさまざまな不都合が生じているにもかかわらず、薬物を使い続けてしまう障害である。
- 市販の鎮痛薬や鎮咳薬、病院で処方される睡眠薬や向精神薬なども、使い方を誤ると、依存症になる可能性がある。
- 薬物依存症は、本人の身体的・精神的な問題のみにとどまらず、家庭内暴力や失業・退学、薬物乱用仲間の形成や治安の悪化など、社会的にもさまざまな問題を生じさせる。

■薬物依存症の分類

		内容
薬物乱用		薬物を社会的規範から逸脱した目的や方法で自己使用すること
薬物依存		薬物乱用を繰り返すうちに自己コントロールできずに、やめられない状態
薬物中毒	急性中毒	薬物乱用に伴う急性症状
	慢性中毒	薬物依存に基づく薬物乱用の繰り返しで生じる慢性的状態

【主な乱用薬物】

● **大麻**は、世界で最も乱用されている薬物であり、大麻草(カンナビス・サティバ・エル)とその製品のことをいう。幻覚作用、記憶への影響、学習能力の低下、知覚の変化などがみられる。

● **危険ドラッグ**とは、覚せい剤や大麻の成分に化学構造を似せてつくった物質が添加された薬物で、合法ハーブ、脱法ハーブ、お香などの名前で販売されている。薬物乱用の健康被害の発生や麻薬などの乱用への**入門薬**となる恐れがあり、近年、医薬品医療機器等法に基づき、「指定薬物」として取り締まりの対象となっている。

■ 主な乱用薬物の種類と作用

作用	種類	取り締まる法律
興奮作用	覚せい剤(メタンフェタミン塩酸塩、アンフェタミン)	覚せい剤取締法
興奮・幻覚作用	コカイン、MDMA	麻薬及び向精神薬取締法
幻覚作用	LSD、マジックマッシュルーム、ヘロイン、モルヒネ塩酸塩水和物	
抑制・幻覚作用	大麻	大麻取締法
抑制作用	あへん	あへん法
興奮・抑制・幻覚作用	指定薬物(亜硝酸イソブチルなど)	医薬品医療機器等法

第3章 薬物依存症

実習でよく出会う症状・疾患のポイント 71

【治療】

● 薬物による精神および身体症状が顕著な場合は、医療機関で治療を行う必要がある。これらの症状が治まってから、薬物依存症の治療が始まる。

● 薬物摂取に対する渇望を抑制する医薬品（薬物依存症の治療薬）は未開発であり、薬物を使用しない状態を続けることが重要である。

● 医療施設やリハビリ施設、自助グループなどを利用し、薬物依存症からの回復プログラムに参加することが必要である。

■ 薬物依存症からの回復をめざすための地域資源

精神保健福祉センター	● 依存症・治療機関に関する情報提供、ケースワーク ● 家族のための教育プログラム ● 依存症者本人や家族に対する個別相談 ● 依存症に関連する研修や勉強会　など
リハビリテーション施設（ダルク）	● 依存症者本人のための回復施設（入所・通所） ● 当事者（依存症の経験をもつ仲間）がスタッフとして後続の仲間の回復を支援
自助グループ	● 薬物依存症の当事者による自助組織（NA） ● 薬物依存症者の家族を対象にしたグループ（Nar-Anon）
民間相談機関	● 依存症・治療機関に関する情報提供、ケースワーク ● 依存症者本人および家族を対象とした個別相談 ● 各種集団療法
福祉事務所	● 生活保護に関する相談

てんかん

- てんかんは、「種々の成因によってもたらされる慢性の脳疾患であって、大脳ニューロンの過剰な発射に由来する反復性の発作(てんかん発作)を特徴とし、それにさまざまな臨床症状および検査所見が伴うもの」と定義されている。
- 3歳以下での発病が多い。

■ てんかんの分類

本態性てんかん	脳波の異常以外に、原因となる脳の疾患や損傷、身体的異常がみつからない
症候性てんかん	脳の病変や、アルコール・水中毒による電解質異常、尿毒症などの代謝異常で、けいれん閾値が低下して起こる

【検査・診断】
- 脳波検査などで確定診断を行う。

【治療】
- 抗てんかん薬による薬物療法を行い、発作の発症を予防する。

【ケアのポイント】
- てんかん性性格として、粘着性、感情の易変性、爆発性などがみられる。発作前にはイライラしたり怒りっぽくなることもあり、トラブルに注意が必要である。
- さまざまな精神症状や知的障害を併発している場合がある。性格特性や発作の起こり方(p.74表「てんかん発作の分類」参照)、精神症状の程度などを把握してかかわることが大切である。

■てんかん発作の分類

全般発作	●発作のはじめから、脳全体が「電気の嵐」に巻き込まれるもの ●意識が最初からなくなる	欠神発作	●小児期に初発し、思春期を過ぎると消失する ●突然の意識消失の後、数秒間で意識が戻る
		ミオクローヌス発作	●顔面・体幹・四肢の筋肉に突然短時間の筋収縮が起こる
		強直・間代発作（大発作）	●突然全身の筋肉が強直して倒れ、意識消失する ●上肢は屈曲、下肢は伸展することが多い
		強直発作	●両側性の硬直性けいれん ●レノックス・ガストー症候群でみられる
		脱力発作	●姿勢が崩れるようになる発作
部分発作	●脳のある部分から始まる発作	単純部分発作	●意識障害はない ●運動・知覚・自律神経症状や精神活動のみの発作症状が出現する
		複雑部分発作	●意識混濁から始まり、もうろう状態が数十分間続く
		ジャクソン型てんかん	●部分発作から全般発作へ移行する

【発作時の対応と観察ポイント】

- 実習中にてんかん発作に遭遇した場合、けがをしないように気を配り、ただちにナースコールや応援を呼ぶ。
- 周囲に人がいる場合は、配慮する。
- けがをしている場合は止血処置を行う。
- 嘔吐に備えて顔を横向きにする（窒息の予防）。
- 静かに声をかけ意識回復を確認する。
- 重積発作（通常より長く続く発作や、何度も繰り返す発作）は生命の危険性がある。気道を確保し、ジアゼパム（抗不安薬）を静脈内注射し、次にフェニトイン（抗てんかん薬）の点滴静脈内注射を行う。

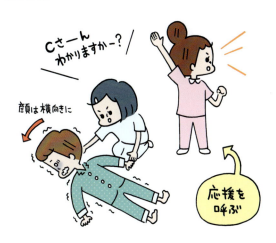

認知症

- 認知症とは、通常、慢性あるいは進行性の脳の疾患によって生じ、記憶、思考、見当識、概念、理解、計算、学習、言語、判断などの多数の高次脳機能の障害からなる症候群である。
- 認知症の原因にはアルツハイマー病が多く、次いで脳血管障害が多い。

■ 認知症の病型

	アルツハイマー型認知症	血管性認知症
好発年齢	40～60歳、75歳以上の2つのピーク	なし
初発症状の特徴	●記憶障害 ●遂行障害	●運動麻痺 ●記憶障害
臨床症状の特徴	●エピソード記憶の障害 ●自己評価の障害	●階段状、突発性の症状変動 ●進行の停止
経過	●緩徐に進行 ●身体合併症により悪化	●段階的、突発的に悪化 ●進行がほとんどみられない時期もある
薬物療法	●ドネペジル塩酸塩 ●ガランタミン臭化水素酸塩 ●リバスチグミン ●メマンチン塩酸塩	●抗精神病薬 ●抗不安薬 （興奮や徘徊が激しい場合）

- 記憶障害・見当識障害・判断力障害を中心とした認知機能障害が基本症状（中核症状）である。中核症状に本人の気質や環境要因が影響して生じるBPSD（行動・心理症状）を伴う。
- 入院が必要となる認知症患者は、興奮や攻撃性が強く他人に危害を加えたり、徘徊などで外へ出て帰ってこられなくなることが多い。それにより、家族が手に負えずにトラブルが生じ、入院が必要となることが多い。

レビー小体型認知症	前頭側頭葉変性症
60〜70歳	50〜60歳
● パーキンソニズム ● 睡眠障害、抑うつ ● 初期は記憶障害は目立たない	● 換語困難 ● 意欲低下 ● 脱抑制的行動 ● 記憶障害
● 症状の日内変動 ● 易転倒性 ● 幻視 ● レム期睡眠行動異常	● 失語 ● 常同行動 ● 食行動の異常 ● ときに家族性あり ● 病識の高度の消失
● 変動しながら進行性に悪化 ● アルツハイマー型認知症よりも経過が早い ● 易転倒性による骨折も悪化要因となる	● 緩徐に進行 ● 意味性認知症や進行性非流暢性失語も最終的には前頭側頭葉変性症の特徴を呈してくる
● ドネペジル塩酸塩	● 根本的な治療はなく、対症療法を行う

【診断】

●CT・MRI・脳血流検査などの画像検査、記憶・知能などに関する心理検査に加え、認知症の症状を引き起こす身体疾患がないことを確認する。

【治療・ケア】

●抗認知症薬は、認知機能低下を遅らせBPSDを抑制する効果があるが、認知機能を改善するまでには至らない。

●必要に応じて、興奮や攻撃性をやわらげる薬剤を使用する。

●根治は難しく、薬物療法やリハビリテーション（回想法、音楽療法、芸術療法など）といった適切なケアを行うことで、進行を遅くしたり、症状を軽くしたりする。

●認知症患者と接する際は、「その人の今」を大切にしたかかわりが大切である。その人の言葉を受容し、今の心を理解し、その人のペースやレベルに合わせて接することを心がけよう。

■ ケアのポイント

見守りと観察	●患者の日常生活を阻害しないで行動を観察し、現状把握を行う ●特に高齢者の場合、肝機能や腎機能の低下に伴い副作用が出やすいため、観察が重要となる
健康管理	●患者は自分のことを十分に表現できないため、十分に注意する必要がある
かかわり方	●ケアの場面で、相手の話を傾聴し、気持ちをしっかりと伝える
気分転換	●徘徊や興奮など、1つのことに執着している感情を、他へ向ける
環境調整	●安心して生活できる環境を整える
家族とのかかわり	●患者を支える家族とのかかわりも重要である。疾患や対応の仕方などについて家族の理解が深まると、退院も可能となる

第4章

主な治療法

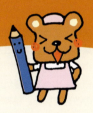

薬物療法に加え、
カウンセリングや社会生活技能訓練などの精神療法
を行うことが、精神疾患治療の大きな特徴です。
症状や疾患に適した治療法をおさえておきましょう。

精神科で行われる治療法

■主な治療法の種類とその内容

薬物療法	中枢神経を介して精神機能に作用する向精神薬などを用い、精神障害の改善を図る。中心的な治療法である
精神療法	患者への心理学的なはたらきかけによって、精神障害の改善を図る。個人療法と集団精神療法に大別される(p.92参照)
リハビリテーション療法	全人的回復をめざして行われる。作業療法をはじめ、さまざまなプログラムがある(p.94参照)
身体療法	患者の身体面にはたらきかけることで、精神障害の改善を図る。修正型電気けいれん療法が代表的である(p.95参照)

薬物療法のポイント

- 向精神薬には抗精神病薬・抗うつ薬・気分安定薬・抗不安薬・睡眠薬・抗てんかん薬・抗認知症薬などが含まれる。
- 精神疾患患者では、中枢神経系の情報伝達に支障をきたしていることが多く、薬物療法によって神経伝達を抑制、あるいは促進することで、症状の改善を図る。精神医療において薬物療法が占める割合は大きく、継続的な服薬が必要である。

■薬物療法におけるケアのポイント

倫理的配慮	●患者へ薬の効果とリスクをきちんと説明し、本人の理解が得られるようにする。そのことで、薬を継続できる
観察	●薬物療法の開始・変更に伴い、十分な観察が必要である ●特に、副作用は早期発見と早期対応が重要である
主体的な服薬への支え	●患者が「薬は自分にとって必要なものである」という認識がもてるように支える ●退院、社会復帰を視野に入れてのかかわりが大切である

抗精神病薬

- 主に統合失調症の治療に用いられる。
- 抗精神病薬には、定型抗精神病薬と非定型抗精神病薬がある。
- 抗精神病薬の投与初期や大量投与、急激な服薬中止により、悪性症候群(高熱や意識障害など)が生じることがある。
- 抗精神病薬は、効果が出るまでに投与開始から1週間以上かかるため、患者には服薬を継続するように指導する。

■ 抗精神病薬のしくみ

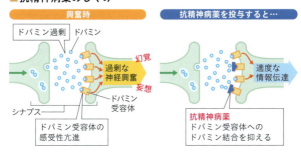

■ 主な抗精神病薬

分類		一般名	主な商品名	主な副作用
定型抗精神病薬	フェノチアジン系	クロルプロマジン	ウインタミン	● 鎮静・催眠 ● 肝障害 ● 起立性低血圧 ● 不整脈 ● 錐体外路症状 (p.83参照) ● 悪性症候群 ● 乳汁分泌 ● 月経異常
			コントミン	
		レボメプロマジン	ヒルナミン	
			レボトミン	
		ペルフェナジン	ピーゼットシー	
			トリラホン	
		フルフェナジン	フルメジン	
			フルデカシン	
		プロクロルペラジン	ノバミン	

主な治療法　81

(主な抗精神病薬 つづき)

分類		一般名	主な商品名	主な副作用
定型抗精神病薬	ブチロフェノン系	ハロペリドール	セレネース	(前ページと同様)
		ハロペリドールデカン酸エステル	ハロマンス	
			ネオペリドール	
		ブロムペリドール	インプロメン	
		ピパンペロン塩酸塩	プロピタン	
		スピペロン	スピロピタン	
		チミペロン	トロペロン	
	ベンザミド系	スルピリド	ドグマチール	
			アビリット	
		スルトプリド塩酸塩	バルネチール	
		チアプリド塩酸塩	グラマリール	
		ネモナプリド	エミレース	
非定型抗精神病薬	SDA	リスペリドン	リスパダール	●乳汁分泌 ●月経異常 ●射精障害
			リスパダールコンスタ	
		パリペリドン	インヴェガ	
		パリペリドンパルミチン酸エステル	ゼプリオン	
		ペロスピロン塩酸塩	ルーラン	
		ブロナンセリン	ロナセン	
	MARTA	オランザピン	ジプレキサ	●体重増加 ●血糖上昇
		クエチアピンフマル酸塩	セロクエル	
		クロザピン	クロザリル	
		アセナピンマレイン酸塩	シクレスト	
	DPA	アリピプラゾール	エビリファイ	●不眠、不安 ●胃腸症状
その他		ゾテピン	ロドピン	●パーキンソン症候群
		ピモジド	オーラップ	
		クロカプラミン塩酸塩水和物	クロフェクトン	
		モサプラミン塩酸塩	クレミン	
		オキシペルチン	ホーリット	

※1回の筋肉内注射で2～4週間の効果が維持できる「デポ剤」があり、服薬アドヒアランスが悪い患者の再発予防に有効である

Check 副作用として生じるパーキンソン症候群や起立性低血圧(体動時のふらつき)により転倒の危険が高まるため、注意が必要である

【錐体外路症状】

- 抗精神病薬の副作用のうち、特に重要なのが錐体外路症状である。以下の4つの症状が観察される。
- 特に<u>定型抗精神病薬</u>で起こりやすい。

■錐体外路症状の特徴

パーキンソン症候群（パーキンソニズム）

- 筋硬直、小刻み歩行、流涎（りゅうぜん）、振戦、仮面様顔貌
- 投与数日〜1か月に発症

ジストニア

- 筋緊張性の不随意運動、舌突出、痙性斜頸（けいせいしゃけい）、眼球上転
- 投与1〜3日に発症

アカシジア

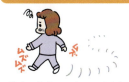

- 静座不能（じっとしていられない下肢の不快感）
- 投与数日後〜数か月に発症

遅発性ジスキネジア

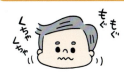

- 口をもぐもぐさせる不随意運動
- 投与から数か月〜数年以上の長期に発症

Check　錐体外路症状は看護師国家試験にもよく出題されるため、4つの症状の特徴をおさえておこう

抗うつ薬

- 主に うつ病 の治療に用いられる。
- 主な抗うつ薬には、三環系・四環系抗うつ薬、選択的セロトニン再取り込み阻害薬(SSRI)、セロトニン・ノルアドレナリン再取り込み阻害薬(SNRI)、ノルアドレナリン作動性・特異的セロトニン作動性抗うつ薬(NaSSA)がある。
- SSRIの急激な減量や中止により、離脱症候群(めまい、悪心・嘔吐、睡眠障害など)が生じることがある。
- 投与開始から2〜4週間後に効果を示すため、患者には服薬を継続するように指導する。

■ 選択的セロトニン再取り込み阻害薬(SSRI)のしくみ

うつ状態	SSRIを投与すると…

セロトニン
シナプス
再取り込み
セロトニン受容体

SSRI
セロトニンの再取り込みを抑える

Check　三環系抗うつ薬は抗コリン作用をもち、眼圧を亢進させるため、緑内障の患者には禁忌である

■主な抗うつ薬

分類	一般名	主な商品名	主な副作用
三環系 抗うつ薬	クロミプラミン塩酸塩	アナフラニール	●抗コリン作用(口渇、便秘、尿閉) ●起立性低血圧* ●催眠・鎮静作用 ●体重増加 ●心電図異常
	ノルトリプチリン塩酸塩	ノリトレン	
	アミトリプチリン塩酸塩	トリプタノール	
	アモキサピン	アモキサン	
	イミプラミン塩酸塩	トフラニール	
	トリミプラミンマレイン酸塩	スルモンチール	
	ロフェプラミン塩酸塩	アンプリット	
	ドスレピン塩酸塩	プロチアデン	
四環系 抗うつ薬	ミアンセリン塩酸塩	テトラミド	●三環系と同様だが、三環系に比べて少ない
	マプロチリン塩酸塩	ルジオミール	
	セチプチリンマレイン酸塩	テシプール	
SSRI	パロキセチン塩酸塩水和物	パキシル	●悪心・嘔吐 ●性機能障害 ●下痢
	塩酸セルトラリン	ジェイゾロフト	
	エスシタロプラムシュウ酸塩	レクサプロ	
	フルボキサミンマレイン酸塩	デプロメール	
		ルボックス	
SNRI	デュロキセチン塩酸塩	サインバルタ	●尿閉 ●頭痛 ●頻脈、血圧上昇
	ミルナシプラン塩酸塩	トレドミン	
	ベンラファキシン塩酸塩	イフェクサーSR	
NaSSA	ミルタザピン	リフレックス	●催眠作用 ●体重増加
		レメロン	
その他	トラゾドン塩酸塩	レスリン	●低血圧
		デジレル	

*診断基準:起立時最高血圧と臥床時最高血圧の差が20mmHg以上

気分安定薬

- 主に双極性障害の治療に用いられる。
- 抗躁薬(炭酸リチウム)や抗てんかん薬が用いられる。
- 炭酸リチウムおよびバルプロ酸ナトリウム使用時は、血中濃度の測定が義務づけられており、濃度推移を確認しながら用量を調整する。特に炭酸リチウムは、治療に有効な濃度と、中毒を生じる濃度の差が狭いため、注意が必要である(血清リチウム濃度:0.4〜1.2mEq/Lをめやすとする)。
- 炭酸リチウム使用時は、リチウム中毒の症状(下表内「主な副作用」参照)がないか観察する。脱水や併用薬(NSAIDs、利尿薬)によって血清リチウム濃度が上昇する恐れがあるため注意する。
- リチウム中毒を示す症状がみられた際は、ただちに投与を中止するとともに、血液検査で血清リチウム濃度を確認する。リチウム排泄を促進させるために輸液や利尿薬投与を行うほか、重症の場合は血液透析が必要になることもある。

■主な気分安定薬

分類	一般名	主な商品名	主な副作用
抗躁薬	炭酸リチウム	リーマス	●リチウム中毒 軽症:悪心、口渇、手指の振戦 重症:けいれん、乏尿、不整脈
抗てんかん薬	バルプロ酸ナトリウム	デパケン	●眠気 ●めまい ●悪心 など
	カルバマゼピン	テグレトール	
	ラモトリギン	ラミクタール	

抗不安薬

- 不安を伴うすべての病態に適応する。
- 作用時間によって短時間型～超長時間型に分けられる。
- 副作用として生じる依存や耐性が問題となることが多く、必要最少量を短期間で使用することが求められる。
- 高齢者では、筋弛緩作用がふらつきや転倒につながりやすいため、注意が必要である。

■ 主な抗不安薬

分類		一般名	主な商品名
ベンゾジアゼピン系薬	短時間型	クロチアゼパム	リーゼ
		エチゾラム	デパス
		フルタゾラム	コレミナール
	中間型	アルプラゾラム	コンスタン
			ソラナックス
		ロラゼパム	ワイパックス
		ブロマゼパム	レキソタン
			セニラン
	長時間型	ジアゼパム	セルシン
			ホリゾン
		クロキサゾラム	セパゾン
		フルジアゼパム	エリスパン
		クロルジアゼポキシド	コントール
			バランス
		オキサゾラム	セレナール
		メダゼパム	レスミット
		メキサゾラム	メレックス
		クロラゼプ酸二カリウム	メンドン
	超長時間型	ロフラゼプ酸エチル	メイラックス
		フルトプラゼパム	レスタス
セロトニン1A部分作動薬		タンドスピロンクエン酸塩	セディール

睡眠薬

- 不眠を伴う病態に用いられる。
- 抗不安薬のうち、催眠効果の強いものが睡眠薬として用いられる。
- 睡眠薬は消失半減期により、超短時間型（2〜4時間）、短時間型（6〜10時間）、中間型（12〜24時間）、長時間型（24時間以上）に分けられる。
- 高齢者の場合、持ち越し効果（睡眠薬の効果が翌朝以降まで残り、ふらつきや呼吸抑制などが生じること）が出やすいため、特に午前中の様子に注意する。

■不眠症の治療アルゴリズム

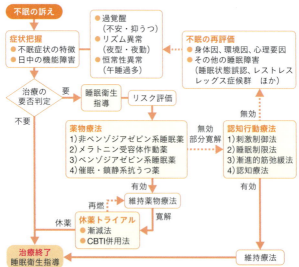

厚生労働科学研究班，日本睡眠学会ワーキンググループ：睡眠薬の適正な使用と休薬のための診療ガイドライン（2013）より転載

■主な睡眠薬

分類		一般名	主な商品名
バルビツール酸系		ペントバルビタールカルシウム	ラボナ
		アモバルビタール	イソミタール
		セコバルビタールナトリウム	アイオナール・ナトリウム
ベンゾジアゼピン系	超短時間型	トリアゾラム	ハルシオン
	短時間型	ブロチゾラム	レンドルミン
		ロルメタゼパム	ロラメット
		リルマザホン塩酸塩水和物	リスミー
	中間型	フルニトラゼパム	サイレース
		ニトラゼパム	ベンザリン
		エスタゾラム	ユーロジン
		ニメタゼパム	エリミン
	長時間型	クアゼパム	ドラール
		フルラゼパム塩酸塩	ダルメート
		ハロキサゾラム	ソメリン
非ベンゾジアゼピン系	超短時間型	ゾルピデム酒石酸塩	マイスリー
		ゾピクロン	アモバン
		エスゾピクロン	ルネスタ
メラトニン受容体作動薬		ラメルテオン	ロゼレム
オレキシン受容体拮抗薬		スボレキサント	ベルソムラ

抗てんかん薬

- てんかんの発作を予防するために用いられる。
- 抗てんかん薬の服用により、患者の60〜70%が寛解する。
- てんかんの確定診断後は、規則正しい生活を送るように指導し、危険な場所での作業、交通機関の運転などは原則禁止とする。
- 長期服用になるため、自己判断で服用量を変更・中断しないように指導する。

■主な抗てんかん薬

分類	一般名	主な商品名
バルビツール酸系	プリミドン	プリミドン
	フェノバルビタール	フェノバール
	フェノバルビタールナトリウム	ノーベルバール
		ワコビタール
		ルピアール
ヒダントイン系	フェニトイン	アレビアチン
		ヒダントール
	ホスフェニトインナトリウム水和物	ホストイン
	エトトイン	アクセノン
オキサゾリジン系	トリメタジオン	ミノアレ
スルホンアミド系	スルチアム	オスポロット
サクシミド系	エトスクシミド	エピレオプチマル
		ザロンチン

■抗てんかん薬の主な副作用

神経症状	眠気、複視、眼振、運動失調
精神症状	イライラ、知的活動鈍麻、もうろう状態、自発性の低下
皮膚症状	皮膚粘膜眼症候群、中毒性表皮壊死症、過敏症症候群
血液障害	顆粒球減少、血小板減少、再生不良性貧血
その他	肝障害、間質性肺炎、SLE*様症状

*【SLE】systemic lupus erythematosus：全身性エリテマトーデス

抗認知症薬

- 主にアルツハイマー型認知症の症状の**進行を抑制**するために用いられる。
- 長期服用になるため、自己判断で服用量を変更・中断しないように指導する。

■主な抗認知症薬

分類	一般名	主な商品名	主な副作用
アセチルコリンエステラーゼ阻害薬	ドネペジル塩酸塩	アリセプト	●食欲不振 ●悪心・嘔吐 ●下痢
	ガランタミン臭化水素酸塩	レミニール	
	リバスチグミン	リバスタッチ	
		イクセロン	
NMDA受容体拮抗薬	メマンチン塩酸塩	メマリー	●めまい

Check リバスチグミンは抗認知症薬唯一の**貼付剤**である。内服を拒否する人や、内服したかどうかを忘れてしまう人に用いられることが多い

> 薬物療法では、医師から処方された薬剤の効果・副作用などについて、患者さんの観察をしっかりと行い、記録に残すことが重要です。看護師の記録によって、医師の処方も変わる場合があります

精神療法

- 精神療法は心理学を応用した治療法であり、精神医療に特徴的である。患者と治療者との協力関係が重要であり、患者と治療者が1対1で行う個人療法と、複数名で行う集団精神療法に大別される。

■精神療法の適応

- 統合失調症　● 躁うつ病　● 神経症　● アルコール依存症
- パーソナリティ障害　● 精神障害に伴う知的障害
- 認知症　● 心身症　● てんかん　など

【個人療法】

- 個人療法は、患者と治療者が1対1で行う精神療法である。

■主な個人療法

無意識にアプローチする方法	精神分析療法	無意識のなかに抑圧されている葛藤を、自由連想によって意識化し、患者がそれと向き合うことで自分を知ることを助ける
	催眠療法	催眠現象を利用した心理療法
支持療法	カウンセリング	言葉を用いて患者の心に直接はたらきかけることで、患者の苦痛を取り除く
指導などによる方法	森田療法	森田理論による神経質者の心理療法。次の4つの期に分かれる。①絶対臥褥、②軽い作業と日記、③重作業と読書、④生活訓練
	内観療法	自己の内部を観察することによって、心の病気を治療する。「身調べ」とも呼ばれる
	認知行動療法	ものの見方や状況のとらえ方のゆがみを修正する

指導などによる方法	行動療法	その人の問題となっている行動の修正を行う
	リラクセーション	心身をリラックスさせる方法。体の緊張をゆるめることで、感情面でも落ち着きを取り戻しやすくなる効果を期待する
表現などによる方法	芸術療法（アートセラピー）	芸術（ノンバーバルな表現）を中心にすえた心理療法。絵画療法、音楽療法、箱庭療法、遊戯療法などがある

【集団精神療法】

- 集団精神療法（グループサイコセラピー）は、同じ場所・時間に集うことで生じる、集団力動（グループダイナミクス）を利用する方法である。治療者と患者がしばしば相互に影響を与え合うことで、治療へとつながる。
- 集団精神療法を行うグループは、治療者（コンダクター、ファシリテーター、リーダー）と患者（メンバー）からなる。

■ 主な集団精神療法

社会生活技能訓練（SST）	社会生活上の困難を抱える人が、自立した社会生活を送れるように、生活技能の獲得をめざすトレーニング
セルフヘルプグループ（自助グループ）	同じ悩みや障害がある人々が集まり、共感的なやりとりを通じて自己洞察を進めるトレーニング 例：AA（アルコール依存者の会）、NA（薬物依存者の会）
心理教育	症状に対する適切な対応と接し方を学ぶ

実習中、対象者の許可があれば、集団精神療法に学生が参加可能な場合もあります。学生は見学のみになるので、静かに黙ってみること、何を学ぶかの目的意識をもって参加することに注意しましょう

リハビリテーション療法

- 精神障害者のリハビリテーションでは、症状や機能障害からの回復だけでなく、精神疾患によって引き起こされるさまざまな日常生活および社会生活上の困難からの回復(全人的回復)をめざす。
- 作業療法(OT)は、精神科病棟や通所施設(精神科デイ・ケア)などで、医師の指示のもと、作業療法士が中心となって生産活動や創作活動などを行うものである。

■精神科デイ・ケア等の区分

区分	内容	実施時間 (患者1人当たり)
精神科 デイ・ケア	精神障害者の社会生活機能の回復を目的として、個々の患者に応じたプログラムに従ってグループごとに治療する	6時間／日
精神科 ナイト・ケア	精神障害者の社会生活機能の回復を目的として行うもの(開始時間は午後4時以降)	4時間／日
精神科 デイ・ナイトケア	精神障害者の社会生活機能の回復を目的として行うもの	10時間／日
精神科 ショート・ケア	精神障害者の地域への復帰を支援するため、社会生活機能の回復を目的として、個々の患者に応じたプログラムに従ってグループごとに治療するもの	3時間／日

修正型電気けいれん療法（m-ECT）

- **全身麻酔下**で脳に電気刺激を与える治療法である。
- **難治性**のうつ病や統合失調症で用いられる。抗うつ薬による薬物療法よりも即効性がある。
- 頭蓋内圧亢進状態、重度の心血管系疾患などでは禁忌である。

【治療法】

- 週2～3回の頻度で、計6～12回程度実施する。
- 治療は手術室で行う（p.96参照）。
- 症状が落ち着いた後も薬物療法などを行い、症状再燃を防ぐ。

【副作用】

- 治療直後はもうろう状態となることがある。また、頭痛や悪心が出現することもある。
- 治療を繰り返すことで、健忘が生じることがある。

【ケアのポイント】

- 嘔吐による窒息や誤嚥性肺炎を防ぐために、治療当日は**絶飲食**とする。
- 処置終了後は、自発呼吸および意識状態の回復を確認し、バイタルサインの変化や副作用に注意する。

 Check 全身麻酔下で行われるため、呼吸・循環の管理が必要である

■m-ECTの施行イメージ

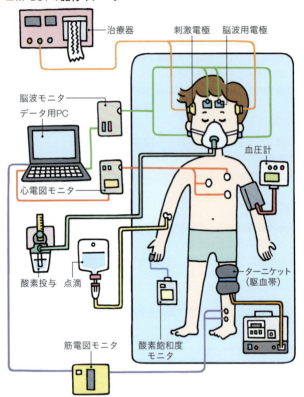

- こめかみに貼り付けた刺激電極から脳に電気刺激を与え、人工的にけいれん発作波をつくり出す
- 脳波や筋電図、心電図をモニタリングし、治療効果を判定する

第5章
精神障害を支える社会制度

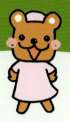

精神障害がある人に適切な治療を行い、
地域移行・社会復帰が可能となるよう、
さまざまな社会制度や支援のしくみが整えられてきました。
法的な根拠をおさえておくことは、
患者さんの処遇の理解につながります。

日本の精神医療の変遷

- 精神障害がある患者は、法的な根拠に基づいた処遇を受けることになる。法律の移り変わりを理解しておくとよい。

■精神医療にかかわる主な法律と内容

明治33 (1900)年	精神病者監護法の制定	● 精神病者の監護義務者を規定 ● 私宅あるいは精神病院への監護の手続きを規定
大正8 (1919)年	精神病院法の制定	● 公立精神病院の設立を推進（設立は進まず、私宅監置も廃止されなかった）
昭和25 (1950)年	精神衛生法の制定	**適切な医療の確保・保護の確保、発生予防** ● 都道府県に精神病院の設置を義務づけ　など
昭和40 (1965)年	精神衛生法の改正	**地域精神衛生活動の整備** ● 保健所を地域精神保健行政の第一線機関として位置づけ ● 精神衛生センターの設置 ● 通院医療費公費負担制度を規定　など
昭和62 (1987)年	精神保健法の制定 （精神衛生法を改正）	**人権擁護や適切な医療の確保の推進** ● 任意入院制度を規定 ● 通信・面会などの権利の確保 ● 精神保健指定医制度を規定 ● 応急入院制度を規定 ● 5年ごとの見直し規定　など
平成5 (1993)年	障害者基本法の制定	● 精神障害者を障害者として位置づけ

Check なかでも、精神保健福祉法の主な目的として、以下の3点をおさえておこう
① 精神障害者の権利の擁護、医療および保護の実施
② 精神障害者の社会復帰・自立・社会経済活動への参加の促進
③ 精神疾患の発生予防および精神的健康の保持・増進

平成7 (1995)年	精神保健福祉法(精神保健及び精神障害者福祉に関する法律)の制定 (精神保健法を改正)	**社会参加の推進** ● 精神障害者保健福祉手帳制度を規定 ● 社会復帰施設の4類型(精神障害者生活訓練施設、精神障害者授産施設、精神障害者福祉ホーム、精神障害者福祉工場)の法的位置づけ　など
平成9 (1997)年	精神保健福祉士法の制定	● 精神保健福祉士の国家資格化
平成17 (2005)年	障害者自立支援法の成立 (平成24[2012]年障害者総合支援法に改称・改正された)	● 障害の種別にかかわらずサービスが利用可能に ● 一元的なサービスの提供のための枠組みを規定　など
平成25 (2013)年	精神保健福祉法の改正	● 精神病床の機能分化の推進 ● 入院から地域生活への移行の推進 ● チーム医療の推進 ● 保護者制度の廃止 ● 医療保護入院の見直し　など
令和4 (2022)年	精神保健福祉法の改正	● 障害者等の地域生活及び就労を支援するための施策の強化 ● 精神障害者の権利擁護の推進　など

精神保健福祉法と入院

【入院形態】

● 精神保健福祉法による入院形態は、**任意**入院、**医療保護**入院、**応急**入院、**措置**入院、**緊急措置**入院の5つである。

■入院形態とその手続きの一覧 （令和5[2023]年4月1日現在）

形態	内容	指定医の診察	同意者	書面告知
任意入院 (第21条)	本人の**自由意思**による入院。精神保健指定医による診察で72時間の退院制限が可能*	必要なし	本人	要
医療保護入院 (第33条)	**精神保健指定医**により医療および保護のために入院の必要があると認められたもので、本人の同意が得られにくい場合の入院（期限なし）*	要	家族等※のうちいずれかの者	要
応急入院 (第33条7)	ただちに入院させなければ、医療および保護をするうえで著しく支障がある精神障害者で、保護者の同意がすぐに得ることができない場合、**72時間**に限る入院*	要	不要	不要
措置入院 (第29条)	入院させなければ**自傷他害**の恐れがある精神障害者の入院	要（2名以上で診察結果が一致した場合）	都道府県知事	要
緊急措置入院 (第29条2)	**自傷他害**の恐れがある精神障害者、または疑いがあり急速を要する者の入院（**72時間**まで）	要	都道府県知事	要

＊特定医師による診察の場合、退院制限は12時間以内である

Check 入院患者やその家族等は、都道府県知事に対して**退院請求**や**処遇改善請求**を行うことができる。請求内容は**精神医療審査会**（精神科病院の入院患者に適正な医療および保護が行われているかを審査するための独立専門機関）にて審査され、必要な措置が通知される

※家族等から虐待を行った者は除く。家族等がいない場合は市町村長の同意で入院できる

【精神保健指定医】

● 精神保健指定医は、精神保健福祉法で定められる制度で、厚生労働大臣が指定する。

■ 精神保健指定医の資格取得要件

❶ 5年以上、診断または治療に従事した経験を有する

❷ 3年以上、精神障害の診断または治療に従事した経験を有する

❸ 厚生労働大臣が定める精神障害について、厚生労働大臣が定める程度の診断または治療に従事した経験を有する

❹ 厚生労働大臣の登録を受けた者が厚生労働省令で定めるところにより行う研修（申請前1年以内に行われたものに限る）の課程を修了している

【特定医師】

● 特定医師は、医師登録後4年以上経過しており、かつ、精神科の臨床経験を2年以上有する、特定病院の医師である。

● 緊急時やその他やむを得ない場合、精神保健指定医不在でも、特定病院における特定医師の診察によって、12時間以内に限り、任意入院患者の退院制限、医療保護入院、応急入院が可能となる。

【特定病院】

● 特定病院は、「精神科救急医療への参画」「良質な精神科医療の提供体制の確立」「精神障害の人権擁護に関する取り組みの実施」の3つの要件を満たし、特定医師が配置され、都道府県知事によって認定されている精神科病院のことである。

精神障害を支える社会制度

入院時の処遇

【入院時の行動制限】

- 入院時の行動制限は、**精神保健福祉法**で定められている。
- **精神科病棟などの管理者**には、精神病床に入院中の精神障害者に対し、精神障害者の医療・保護のために必要と医師が判断した場合に、一定の条件で入院患者の行動を制限することが認められている。
- 行動制限の内容を**診療録に記載する**、また、**家族やその他関係者に、内容・目的・理由をできる限り詳細に説明**し、十分な理解を得ることが必要である。

■通信・面会の制限

原則	● 入院形態を問わず通信・面会は基本的に**自由**
制限が可能な場合	● 患者の病状悪化や、治療効果に悪影響を及ぼすと医師が判断した場合 ※診療録に、**制限した理由**を記載する ※制限した旨とその理由を患者・家族等その他の関係者に告知する

■絶対に行うことのできない行動制限

信書の発受の制限	● 患者宛ての郵便物などに、**刃物**や**薬物**などの異物が同封されていると判断される場合は、職員立ち会いのもと、患者自身に開封させ、異物を確認し、異物を取り出した後に患者に渡す。患者に渡した場合は、当該措置をとった旨を診療録に記載する
電話・面会の制限	● **電話機**は、患者が自由に利用できるような場所に設置する（閉鎖病棟内にも公衆電話などを設置する） ● 都道府県精神保健福祉主管部局、地方法務局人権擁護主管部局などの電話番号を、見やすいところに掲げる

【患者の隔離】

●隔離とは、**精神保健指定医**が必要と認める場合でないと行うことができない行動制限である（**12時間を超える場合**。12時間以内の隔離は、精神保健指定医に限らず、医師が必要と認めた場合は可能）。

●患者本人の意思によっては出ることができない部屋の中へ1人だけ入室させる（p.104「保護室」参照）ことにより、**当該患者を他の患者から遮断する**行動の制限をいう。

●**隔離を行った旨**・その**理由**、隔離を**開始した日時**・**解除した日時**などを**診療録に記載**することが必要である。

■隔離の対象と遵守事項

隔離の対象となる患者	①他の患者との人間関係を著しく損なう恐れがあるなど、その言動が患者の病状の経過や予後に著しく悪く影響する場合 ②自殺企図または自傷行為が切迫している場合 ③他の患者に対する暴力行為や、著しい迷惑行為、または器物破損行為が認められ、他の方法ではこれを防ぎきれない場合 ④急性精神運動興奮などのため、不穏、多動、爆発性などが目立ち、一般の精神病室では医療・保護を図ることが著しく困難な場合 ⑤身体的合併症を有する患者について、検査・処置などのため、隔離が必要な場合
隔離における遵守事項	●隔離を行っている閉鎖的環境の部屋に、**さらに患者を入室させない** ●隔離中は、定期的な会話などによる**注意深い臨床的観察**と**適切な医療・保護**が確保されなければならない ●洗面、入浴、掃除など患者や部屋の衛生の確保に配慮する ●医師は少なくとも**毎日1回診察**を行い、診療録に結果を記載する

入院時の処遇

第5章

精神障害を支える社会制度 **103**

【保護室】

- 精神状態が不安定で、自傷他害や著しい迷惑行為などがある患者は、医師の指示のもとに保護室(隔離室)に入室となる場合がある。
- 患者だけでなくスタッフも含めた安全に配慮するためであり、決して罰としてこのような部屋になっているわけではないことを理解しよう。

■保護室の例

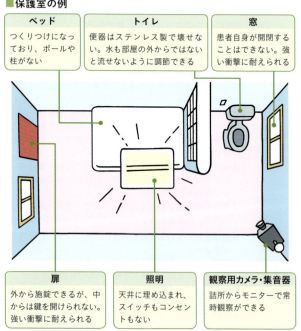

ベッド
つくりつけになっており、ポールや柱がない

トイレ
便器はステンレス製で壊せない。水も部屋の外からではないと流せないように調節できる

窓
患者自身が開閉することはできない。強い衝撃に耐えられる

扉
外から施錠できるが、中からは鍵を開けられない。強い衝撃に耐えられる

照明
天井に埋め込まれ、スイッチもコンセントもない

観察用カメラ・集音器
詰所からモニターで常時観察ができる

【患者の身体的拘束】

- **身体的拘束**とは、衣類または綿入り帯などを使用して、一時的に当該患者の身体を拘束し、その運動を抑制する行動の制限をいう。手錠などの刑具類や、他の目的に使用される紐、縄その他のものは、身体的拘束に使用してはならない。
- **精神保健指定医**が必要と認める場合でないと行うことができない行動制限である。
- 代替方法が見いだされるまでのやむを得ない処置であり、**できる限り早期に他の方法に切り替える**よう努めなければならない。

根拠 身体的拘束は制限の程度が強く、二次的な身体的障害が生じる可能性もあるため、厳しい制限がある

- 身体的拘束を行った旨・その理由、身体的拘束を開始した日時、解除した日時などを、**精神保健指定医**が診療録に記載する必要がある。

■ 身体的拘束の対象と遵守事項

身体的拘束の対象となる患者	①自殺企図または自傷行為が著しく切迫している場合 ②多動または不穏が顕著である場合 ③①・②の他、精神障害のために、そのまま放置すれば患者の生命にまで危険が及ぶ恐れがある場合
身体的拘束における遵守事項	身体的拘束中は、原則として**常時の臨床的観察**を行い、適切な医療・保護を行う。医師は頻回に診察を行う

Check 看護者は、**隔離の場合は30分に1回以上**、**身体的拘束の場合は15分に1回以上**、観察を行わなければならない。身体的拘束では、下肢静脈血栓、肺塞栓、誤嚥性肺炎、窒息、圧迫による循環障害や神経障害、イレウスなどの**身体合併症**に注意する

障害者総合支援法

- 平成18(2006)年、障害者自立支援法の施行に伴い、社会復帰施設は同法のもとで、精神障害者の福祉サービスの充実・強化を図り、社会復帰を支援していくことになった。
- 平成24(2012)年には名称が、障害者総合支援法(障害者の日常生活及び社会生活を総合的に支援するための法律)に改められ、障害者の範囲に難病などが加えられた。令和4(2022)年に一部改正され、地域生活の支援の強化等により障害者等の希望する生活の実現を目指している。

■障害者総合支援法に基づく給付・事業

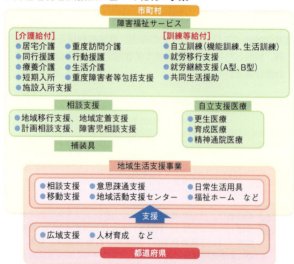

厚生労働統計協会:国民衛生の動向2017/2018. 厚生労働統計協会, 東京, 2017:131. より引用

■主な介護給付

居宅介護 **（ホームヘルプ）**	自宅で、入浴、排泄、食事の介護などを行う
重度訪問介護	重度の肢体不自由者、重度の知的障害、精神障害により、**行動上著しい困難を有する人**で常に介護を必要とする人に、自宅で、入浴、排泄、食事の介護、外出時における移動支援などを総合的に行う
同行援護	**視覚障害**により、移動に著しい困難を有する人に、移動に必要な情報の提供（代筆・代読を含む）、移動の援護などの外出支援を行う
行動援護	**自己判断能力が制限**されている人が行動するときに、危険を回避するために必要な支援や外出支援を行う
療養介護	**医療**と**常時介護を必要とする**人に、医療機関で機能訓練、療養上の管理、看護、介護、日常生活の支援を行う
生活介護	**常に介護を必要とする**人に、昼間、入浴、排泄、食事の介護などを行うとともに、**創作的活動**または**生産活動**の機会を提供する
短期入所 **（ショートステイ）**	**自宅で介護する人が病気の場合**などに、短期間、夜間も含め施設で、入浴、排泄、食事の介護などを行う
重度障害者等包括支援	介護の必要性がとても高い人に、居宅介護など複数のサービスを**包括的**に行う
障害者支援施設での夜間ケアなど **（施設入所支援）**	**施設に入所する人**に、夜間や休日、入浴、排泄、食事の介護などを行う

■主な訓練等給付

自立訓練 (機能訓練、生活訓練)	自立した日常生活または社会生活ができるよう、一定期間、身体機能または生活能力の向上のために必要な訓練を行う
就労移行支援	一般企業などへの就労を希望する人に、一定期間、就労に必要な知識・能力の向上のために必要な訓練を行う
就労継続支援 (A型＝雇用型、B型＝非雇用型)	一般企業などでの就労が困難な人に、働く場を提供するとともに、知識・能力の向上のために必要な訓練を行う。雇用契約を結ぶA型と、雇用契約を結ばないB型がある
共同生活援助 (グループホーム)	共同生活を行う住居で、相談や日常生活上の援助を行う。入浴、排泄、食事の介護などの必要性が認定されている者には、介護サービスも提供する ※グループホームを退居し、一般住宅などへの移行をめざす人のために、サテライト型住居がある

Check 実習中には、精神科ソーシャルワーカーの役割として、法律に基づく社会資源に関する活動などを見学する機会もある。社会資源の内容に加えて、精神障害者保健福祉手帳(p.110参照)の申請手続きなどについて、理解しておこう

Check 精神上の障害により判断能力が不十分になった人(精神障害や知的障害のある人、認知症高齢者など)が不利益を被らないよう、成年後見制度が制定された。家庭裁判所の審判を受け、生活や療養看護、財産管理等を援助する者(後見人、保佐人、補助人)が選任される

■障害者総合支援法の平成28(2016)年改正の主なポイント

①障害者の望む地域生活の支援	●地域生活を支援する新たなサービス(自立生活援助)の創設 ●就労定着に向けた支援を行う新たなサービス(就労定着支援)の創設 ●重度訪問介護の訪問先の拡大 ●高齢障害者の介護保険サービスの円滑な利用
②障害者支援のニーズの多様化へのきめ細やかな対応	●居宅訪問により児童発達支援を提供するサービスの創設 ●保育所など訪問支援の支援対象の拡大 ●障害児のサービス提供体制の計画的な構築
③サービスの質の確保・向上に向けた環境整備	●補装具費の支給範囲の拡大(貸与の追加) ●障害福祉サービスなどの情報公表制度の創設

※平成30年4月1日から順次施行される

障害者雇用促進法

- 民間企業に2.0%以上(令和3年3月からは2.3%以上)の障害者雇用率の達成を義務づけ、それに達しなかった企業からは障害者雇用納付金を徴収する。
- 障害のある人がその能力と適性に応じた職につき、地域で自立した生活を送ることを目的に、障害者の雇用対策を総合的に推進している。

精神障害者保健福祉手帳

- 精神障害者保健福祉手帳は、一定程度の精神障害の状態にあることを認定するものである。精神障害者の自立と社会参加の促進を目的とし、交付されるとさまざまな支援を受けられる。
- 交付対象者は、精神障害のため長期にわたって日常・社会生活への制約がある精神疾患を有する障害者で、統合失調症、気分障害(うつ病、躁うつ病など)、非定型精神病、てんかん、中毒精神病、器質精神病、その他の精神疾患である。
- 1級・2級・3級の区分があり、手帳の交付を受けた者は2年ごとに精神障害の状態の認定を受ける。
- 平成28年度末の精神障害者保健福祉手帳の所持者は、92万1,022人である(平成28年度衛生行政報告例)。

■精神障害者保健福祉手帳交付の流れ

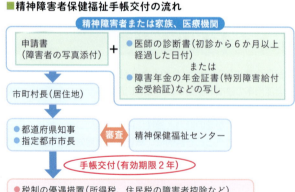

110 | 精神看護実習クイックノート

精神障害者の地域移行

- 平成16(2004)年、精神保健医療福祉の改革ビジョンが示され、精神疾患の入院患者が地域で生活できるよう取り組みが進められている。

【精神障害者地域移行・地域定着支援事業】

- 平成20(2008)年度から、受け入れ条件が整えば退院可能な精神障害者について、退院支援や地域生活支援を行うことを目的に「精神障害者地域移行支援特別対策事業」を実施している。
- 平成22(2010)年度からは、名称が「精神障害者地域移行・地域定着支援事業」と改められ、地域の関係者の連携のもと、統合失調症をはじめとする精神疾患による入院患者の減少と地域生活への移行に向けた支援、地域生活を継続するための支援を行っている。

【精神保健福祉士の活動】

- 精神保健福祉士は、退院先の調整と、地域で生活するための社会資源の調整を行う。
- 退院後生活環境相談員は、平成25年に精神保健福祉法で新設された。精神保健福祉士などがその業務を担っている。
- 医療保護入院患者あるいは措置入院患者1名を、1名の退院後生活環境相談員が担当する。患者・家族から退院後の生活環境についての相談を受け、早期治療・早期退院を支援する。また、多職種や院外の機関との連携・調整を行う。

精神科訪問看護

- 精神科訪問看護では、入院中以外の精神疾患のある利用者（精神障害者、心のケアが必要な人）と、その家族が対象となる。
- 看護師や精神保健福祉士などの有資格者が、直接患者の自宅や入所している施設（在宅型）に訪問して、相談を受けたり、日常生活上の助言・援助などのトータルサポートを行う。主治医の精神科訪問看護指示書が必要となる。
- 利用者が地域で生活できるようにするための援助が中心となる。

■精神科訪問看護の適応

- 認知症　● アルコール依存　● 薬物依存　● うつ病
- 双極性感情障害（躁うつ病）　● 不安障害　● パニック障害
- 統合失調症　● 人格障害　● 摂食障害（過食・拒食）
- 不眠症　● 高次脳機能障害　● 発達障害　● 知的障害　など

※精神疾患全般で利用でき、年齢制限はない

■精神科訪問看護を利用している患者の特徴

- 病気に対して不安を抱えている
- 日常生活へのさまざまな不安を抱えている
- 生活リズムが整わない
- 薬がきちんと飲めない
- 外来通院が途絶えがちになってしまう
- 症状に左右されて、生活に支障をきたしている
- 家族とのかかわり方がわからない
- 病気について家族にも理解してほしい
- 病気と向き合いながら就労したい　など

■精神科訪問看護で行う主なケア、サービス

- 服薬の管理（服薬の援助、副作用の観察と早期発見）
- 症状の管理（症状の観察と早期発見、身体合併症への配慮）
- 日常生活での助言や援助（食事・睡眠・清潔・対人関係など）
- 対人関係スキルの向上に向けた助言や援助
- 適時、主治医や医療機関への連絡・相談
- 家族からの相談に対する助言や援助
- 福祉サービスや相談窓口などの情報提供
- 就労支援、日中活動に向けた助言や援助　など

【精神科訪問看護での支援のポイント】

- 疾患や症状に応じてのかかわりが必要だが、病棟でのかかわりと同様に、「対話」が基本となる。患者が地域で生活していくための「サポート役」として、患者・家族と一緒に、必要なことを考える。
- 指導しようとせずに、本人の思いを受け止めることが大切である。
- 支援者によって役割を変える（聞き役、伝え役など）。
- 薬を飲めていなくても、責めない。
- 「こうしたほうがいい」という断定的な意見を言わない。
- 支援には相性やタイミングも重要となる。

Check　精神科訪問看護では、精神科における専門知識や経験のある看護師による支援を受けることができる。1人1人と向き合ったコミュニケーションができることや、ADLが自立している患者でも利用できることも、精神科訪問看護の利点である

災害時の精神看護

- 災害による不安や、薬の確保困難に伴う減薬により、精神症状が悪化する場合がある。
- 平成25年、厚生労働省は、災害派遣精神医療チーム（DPAT）の体制と、運用システムを整備した。
- DPATは、自然災害や航空機・列車事故、犯罪事件など、大規模災害などの被災者（精神障害者、一般住民）および支援者に対して、被災地域で精神科医療および精神保健活動の支援を行うための専門的な精神医療チームである。
- DPATは、精神科医師、看護師、事務職員などから構成され、被災地域の都道府県の派遣要請に基づいて活動する。

■精神症状に対するケア（発災後72時間まで）

1. 落ち着かない患者や抑制の必要な患者には、できるだけ付き添う
2. ケアの必要度の高い患者をナースステーションの近くに配置する
3. 保護室が不足した際、優先順位の高い患者が日替わりで使用するなど工夫する
4. 薬の確保が困難な場合、1日の服薬回数を減らして薬を切らさないことを選択する場合もある（医師の指示を受ける）
5. 不安が強くこだわりの強い患者に対しては、ストレスや不安の軽減を図る
6. 重症な患者やケアに困難を伴う患者を優先して、転院を検討する

日本精神保健看護学会：精神科病院で働く看護師のための災害時ケアハンドブック. 2015：14. より引用
http://www.japmhn.jp/doc/150928.pdf（2018/03/01アクセス）

 Check 統合失調症やうつ病、てんかんなどは、投薬や治療の中断によって悪化する可能性がある。また、認知症や発達障害は、生活環境の変化によって悪化する可能性がある

■災害によって生じる可能性のある精神障害への対応

ASD、PTSD	p.61参照
睡眠障害 （不眠）	●眠れる環境の工夫を援助し、眠れなくても静かに横になり休養をとってもらう。不眠は災害後の正常反応であるため、安心感を与えることが大切である ●被災後1か月以上経っても不眠が持続する場合は、何らかの精神疾患も考えられる ●高齢者：災害後2週間以内は不眠症と認知症、せん妄の鑑別が必要である
うつ病	●被災者には抑うつ的な状態がよくみられる。一定期間以上重い状態で継続した場合はうつ病と診断される ●本人は意欲の低下を自覚していないこともあるため、客観的なアセスメントが必要である ●睡眠、食欲、食事などの状況について尋ね、治療的な介入の必要性を判断する ●本人のうつ状態が家族に影響していることもあるため、家族も含めたアセスメントが必要である ●自殺の可能性が考えられる場合は、早急に対応する
依存症	●被災者の嗜癖行動（特定のものを特に好み、求める行動）が増加することが多い 〈アルコール依存症〉 ●アルコール飲料が入手できないために急性の離脱症状を示すことがある ●うつ病や自殺との結びつきが強く、災害後、短期的・長期的に支援が必要である ●被災者間のトラブルの原因となりやすいため、避難所へのアルコール飲料の持ち込みを制限する

〈参考〉日本精神保健看護学会：精神科病院で働く看護師のための災害時ケアハンドブック. 2015. http://www.japmhn.jp/doc/150928.pdf（2018/03/01アクセス）

災害時の精神看護

第5章

精神障害を支える社会制度　　115

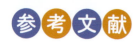

1. 武井麻子, 江口重幸, 末安民生 他：系統看護学講座 専門分野Ⅱ 精神看護学1 精神看護の基礎 第5版. 医学書院, 東京, 2017.
2. 武井麻子, 末安民生, 小宮敬子 他：系統看護学講座 専門分野Ⅱ 精神看護学2 精神看護の展開 第5版. 医学書院, 東京, 2017.
3. 萱間真美編：パーフェクト臨床実習ガイド 精神看護 第2版. 照林社, 東京, 2015.
4. 池西静江, 石束佳子編：看護学生スタディガイド2019. 照林社, 東京, 2018.
5. 日本精神神経学会日本語版用語監修, 髙橋三郎, 大野裕監訳, ：DSM-5精神疾患の診断・統計マニュアル. 医学書院, 東京, 2014.
6. 日本精神保健看護学会：精神科病院で働く看護師のための災害時ケアハンドブック（2015）http://www.japmhn.jp/doc/150928.pdf（2018/03/01アクセス）
7. 久里浜医療センター：久里浜式アルコール症スクリーニングテスト. http://www.kurihama-med.jp/alcohol/kast.html（2018/03/01アクセス）
8. 厚生労働科学研究班・日本睡眠学会ワーキンググループ：睡眠薬の適正な使用と休薬のための診療ガイドライン（2013）http://www.jssr.jp/data/pdf/suiminyaku-guideline.pdf（2018/03/01アクセス）
9. 日本看護協会編：認知症ケアガイドブック. 照林社, 東京, 2016.

略語一覧

本書内に出てくる主な略語をまとめています。

	略語	正式単語	意味	ページ
A	AA	alcoholics anonymous	アルコホーリクス・アノニマス（アルコール依存症者の自助グループ）	93
	ASD	acute stress disorder	急性ストレス障害	60
B	BMI	body mass index	体格指数	63
	BPSD	behavioral and psychological symptoms of dementia	認知症に伴う行動・心理症状	77
C	CBTI	cognitive behavioral therapy for insomnia	不眠に対する認知行動療法	88
D	DPA	dopamine partial agonist	ドパミン受容体部分作動薬	82
	DPAT	disaster psychiatric assistance team	災害派遣精神医療チーム	114
I	IQ	intelligence quotient	知能指数	45
K	KAST	kurihama alcoholism screening test	新久里浜式アルコール症スクリーニングテスト	69
M	MARTA	multi-acting receptor targeted antipsychotic	多元受容体作用抗精神病薬	82

	略語	正式単語	意味	ページ
M	m-ECT	modified electroconvulsive therapy	修正型電気けいれん療法	95
	MMPI	Minnesota multiphasic personality inventory	ミネソタ多面人格目録検査	44
N	NA	narcotics anonymous	ナルコティクス・アノニマス（薬物依存症者の自助グループ）	93
	NaSSA	noradrenergic and specific serotonergic antidepressant	ノルアドレナリン作動性・特異的セロトニン作動性抗うつ薬	84
O	OT	occupational therapy	作業療法	94
P	P-F	picture frustration	絵画欲求不満（テスト）	44
	PTSD	post traumatic stress disorder	心的外傷後ストレス障害	60
S	SCT	sentence completion test	文章完成テスト	44
	SDA	serotonin-dopamine antagonist	セロトニン・ドパミン受容体拮抗薬	82
	SNRI	serotonin-noradrenaline reuptake inhibitor	セロトニン・ノルアドレナリン再取り込み阻害薬	84
	SSRI	serotonin selective reuptake inhibitor	選択的セロトニン再取り込み阻害薬	84
	SST	social skills training	社会生活技能訓練	93
T	TAT	thematic apperception test	主題統覚検査	44
W	WAIS	Wechsler Adult Intelligence Scale	ウェクスラー成人知能検査	45

索引

あ

アカシジア	83
悪性症候群	12, 81
アルコール依存症	37, 65, 115
アルコール関連障害群	65
アルツハイマー型認知症	76
アンビバレンス	32

い

怒り	13
意識混濁	33, 43
意識の障害	33, 43
意識の清明度	33, 43
意識変容	33, 43
依存	14
依存症	115
意欲・行動の障害	32
医療保護入院	100
陰性症状	47

う

迂遠思考	30
うつ状態	53
うつ病	37, 55, 84, 95, 115

え

エス（イド）	22
エンパワメント	27

お

応急入院	100

か

介護給付	107
開放病棟	3
解離群	62
解離性症状	60
隔離	103
カタレプシー	32
感覚過敏	33
感覚鈍麻	33
関係妄想	37
感情鈍麻	32, 40
感情の障害	31
観念奔逸	30, 34

き

危機	25
危機への介入	26
希死念慮	55
気分安定薬	86
気分高揚	31
急性ストレス障害（ASD）	60
強迫観念	31, 35, 57
強迫行為	35, 57
強迫症	57
恐怖	31
拒否・拒絶	14
起立性低血圧	82, 85
緊急措置入院	100
緊張病性興奮	32

く

訓練等給付	108

け

傾眠	43
血管性認知症	76
幻覚	33, 42
衒奇症	32
幻視	33, 42
幻臭	33, 42
幻触	33, 42
幻聴	16, 33, 42
幻味	33, 42

こ

抗うつ薬	84
抗精神病薬	81
向精神薬	80
抗てんかん薬	80
行動・心理症状（BPSD）	77
行動制限	102
抗認知症薬	91
抗不安薬	87
個人療法	92
誇大妄想	37
言葉のサラダ	34
昏睡	43
昏迷	32
昏蒙	43

略語一覧／索引 | 119

さ

災害時の精神看護	114
災害派遣精神医療チーム（DPAT）	114
作業療法	94
作為思考	31, 35
作為体験	35
錯覚	33, 41

し

自我（エゴ）	22
自我の障害	9
自我の発達段階	22
思考散乱	31
思考途絶	30, 35
思考の障害	30
思考抑制	30
自傷他害	3, 10, 100
自助グループ	93
ジストニア	83
自生思考	31
支配観念	31
嗜癖	65, 115
嗜眠	43
社会生活技能訓練	93
社会不安症	58
社会復帰施設	5
修正型電気けいれん療法（m-ECT）	95
重積発作	75
集団精神療法	93
障害者雇用促進法	109
障害者総合支援法	106
状況的危機	25
情動志向型コーピング	24
情動失禁	32
常同症	32
情動不安定	32
処遇改善請求	100
食行動障害および摂食障害群	63
支離滅裂	34
思路・思考形式の障害	34
人格検査	44
新久里浜式アルコール症スクリーニングテスト	69
神経性過食症	64
神経性やせ症	63
身体的拘束	105
心的外傷	60, 62
心的外傷後ストレス障害（PTSD）	60
心理教育	93
心理検査	44

す

錐体外路症状	83
睡眠薬	88
ストレス	24
ストレスコーピング	24
ストレッサー	24
ストレングス	27

せ

生活行動	17, 19
静座不能	83
精神医療審査会	100
精神科デイ・ケア	4, 94
精神科グループホーム	5
精神科病院	4
精神科病棟	3, 4
精神科訪問看護	112
精神疾患患者数	28
精神障害者地域移行・地域定着支援事業	111
精神障害者保健福祉手帳	110
精神症状	30
精神分析療法	92
精神保健指定医	101, 103, 105
精神保健福祉士	111
精神保健福祉法	100, 102
精神力動理論	22
精神療法	92
成年後見制度	108
セルフケア	11
セロトニン	84
セロトニン・ノルアドレナリン再取り込み阻害薬（SNRI）	84
全人的回復	94
選択的セロトニン再取り込み阻害薬（SSRI）	84
前頭側頭葉変性症	77
全般不安症	58
全般発作	74
せん妄	41, 43

そ

双極性障害	53, 86
躁状態	34, 53
躁病	37
躁病性興奮	32
措置入院	100

た

退院後生活環境相談員	111

120　精神看護実習クイックノート

退院請求 ………………………………… 100
多幸症 …………………………………… 32

ち

知覚の障害 ……………………………… 33
知能検査 ………………………………… 45
知能指数（IQ）…………………………… 45
遅発性ジスキネジア …………………… 83
超自我（スーパーエゴ）………………… 22

て

定型抗精神病薬 ………………………… 81
テストバッテリー ……………………… 44
てんかん …………………………… 73, 90

と

統合失調症 …34, 35, 37, 40, 42, 46, 81, 95
特定医師 ………………………………… 101
特定病院 ………………………………… 101
ドパミン ………………………………… 81
トラウマ体験 …………………………… 60

に

入院形態 ………………………………… 100
任意入院 ………………………………… 100
認知機能障害 …………………………… 77
認知行動療法 …………………………… 92
認知症 ……………………………… 37, 76, 91

は

パーキンソン症候群 …………………… 83
パーソナリティ障害 …………………… 51
パーソナルスペース …………………… 9
バイタルサイン ………………………… 12
発達的危機 ……………………………… 25
パニック症 ……………………………… 58
反響言動 ………………………………… 32

ひ

微小妄想 ………………………………… 37
非定型抗精神病薬 ……………………… 82
広場恐怖症 ……………………………… 58

ふ

不安 ……………………………………… 87
不安障害 ………………………………… 35
不安症群 ………………………………… 58
物質関連障害および嗜癖性障害群
………………………………………… 65, 70
部分発作 ………………………………… 74
不眠 …………………………………… 88, 115

フラッシュバック ……………………… 60
プロセスレコード ……………………… 20
分離不安症 ……………………………… 58

へ

閉鎖病棟 ………………………………… 3

ほ

防衛機制 ………………………………… 23
保護室 …………………………………… 104
保続 ……………………………………… 30

む

無為 ……………………………………… 32

め

明識困難 ………………………………… 43
酩酊状態 ………………………………… 34
滅裂思考 …………………………… 30, 34

も

妄想 ………………………………… 31, 37
もうろう状態 …………………………… 43
燃え尽き症候群 ………………………… 32
持ち越し効果 …………………………… 88
問題解決志向型コーピング …………… 24

や

薬物依存症 ……………………………… 70
薬物療法 ………………………………… 80

よ

陽性症状 ………………………………… 47
抑うつ気分 ……………………………… 31
抑うつ障害群 …………………………… 55

り

リエゾン精神専門看護師 ……………… 28
リカバリ ………………………………… 27
離脱症状 ………………………………… 66
リチウム中毒 …………………………… 86
リハビリテーション療法 ……………… 94

れ

レジリエンス …………………………… 27
レビー小体型認知症 …………………… 77
恋愛感情 ………………………………… 15
連合弛緩 …………………………… 30, 35

精神看護実習クイックノート

2018年 5月 2日　第1版第1刷発行	監　修　池西　靜江
2024年11月25日　第1版第9刷発行	著　者　濱川　孝二
	山門　真樹
	発行者　森山　慶子
	発行所　株式会社　照林社
	〒112-0002
	東京都文京区小石川2丁目3-23
	電　話　03-3815-4921（編集）
	03-5689-7377（営業）
	https://www.shorinsha.co.jp/
	印刷所　大日本印刷株式会社

●本書に掲載された著作物（記事・写真・イラスト等）の翻訳・複写・転載・データベースへの取り込み、および送信に関する許諾権は、照林社が保有します。

●本書の無断複写は、著作権法上の例外を除き禁じられています。本書を複写される場合は、事前に許諾を受けてください。また、本書をスキャンしてPDF化するなどの電子化は、私的使用に限り著作権法上認められていますが、代行業者等の第三者による電子データ化および書籍化は、いかなる場合も認められていません。

●万一、落丁・乱丁などの不良品がございましたら、「制作部」あてにお送りください。送料小社負担にて良品とお取り替えいたします（制作部 ☎0120-87-1174）。

検印省略（定価はカバーに表示してあります）
ISBN978-4-7965-2431-5
©Shizue Ikenishi, Koji Hamakawa, Maki Yamato/2018/Printed in Japan

■精神科で使用される主な薬剤

主な適応(症状・疾患)	分類		主な一般名
統合失調症	抗精神病薬	定型抗精神病薬	クロルプロマジン
			ハロペリドール
		非定型抗精神病薬	リスペリドン
			オランザピン
			アリピプラゾール
うつ病強迫症不安症群	抗うつ薬	三環系	イミプラミン塩酸塩
		四環系	マプロチリン塩酸塩
		SSRI	塩酸セルトラリン
			パロキセチン塩酸塩水和物
			エスシタロプラムシュウ酸塩
		SNRI	ミルナシプラン塩酸塩
			デュロキセチン塩酸塩
		NaSSA	ミルタザピン
双極性障害	気分安定薬	抗躁薬	炭酸リチウム
		抗てんかん薬	バルプロ酸ナトリウム
不安を伴う病態	抗不安薬		ロラゼパム
			ロフラゼプ酸エチル
不眠を伴う病態	睡眠薬		トリアゾラム
			フルニトラゼパム
			クアゼパム
てんかん	抗てんかん薬		フェノバルビタール
			フェニトイン
認知症(主にアルツハイマー型)	抗認知症薬		ドネペジル塩酸塩